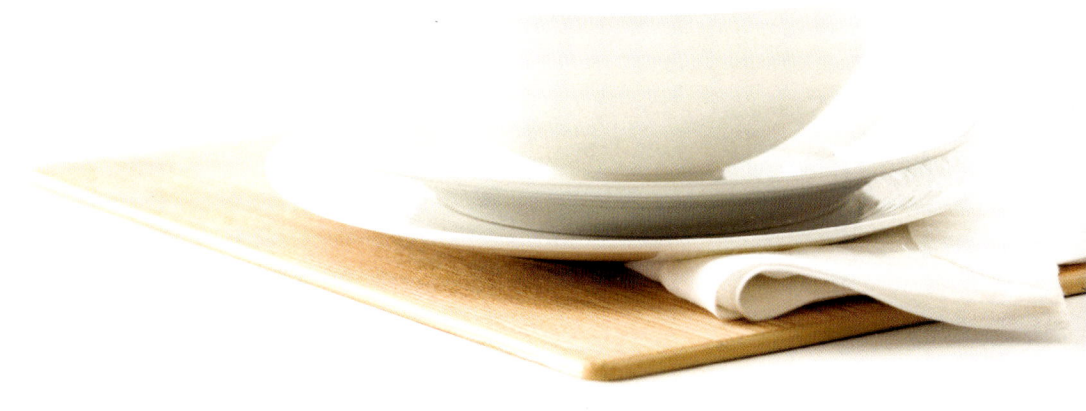

Éditrice : Caty Bérubé

Directrice de production : Julie Doddridge

Chef d'équipe production éditoriale : Isabelle Roy
Chef d'équipe production graphique : Marie-Christine Langlois
Chefs cuisiniers : Benoît Boudreau et Richard Houde.

Chargée de contenu : Laurence Roy-Tétreault
Auteurs : Caty Bérubé, Benoît Boudreau, Richard Houde, Annie Lavoie
et Raphaële St-Laurent Pelletier.
Réviseure : Marilou Cloutier
Assistante à la production : Kim Tardif
Spécialiste en graphisme d'édition : Lise Lapierre
Conceptrices graphiques : Sonia Barbeau, Annie Gauthier, Ariane Michaud-Gagnon,
Myriam Poulin, Claudia Renaud et Joëlle Renauld.
Infographiste : Lucie Lévesque-Pageau
Spécialiste en traitement d'images et calibration photo : Yves Vaillancourt
Photographes : Sabrina Belzil et Rémy Germain.
Stylistes culinaires : Laurie Collin et Christine Morin.

Directeur de la distribution : Marcel Bernatchez
Distribution : Éditions Pratico-Pratiques et Messageries ADP.

Impression : TC Interglobe

Dépôt légal : 1er trimestre 2015
Bibliothèque et Archives nationales du Québec
Bibliothèque et Archives Canada
ISBN 978-2-89658-625-7

Gouvernement du Québec - Programme de crédit d'impôt pour l'édition de livres - Gestion SODEC

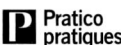

1685, boulevard Talbot, Québec (QC) G2N 0C6
Tél. : 418 877-0259
Sans frais : 1 866 882-0091
Téléc. : 418 780-1716
www.pratico-pratiques.com

Commentaires et suggestions : info@pratico-pratiques.com

LES PLAISIRS GOURMANDS DE *Caty*

400 calories ou moins

Maigrir tout en se régalant

Tome 2

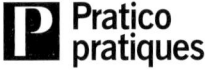

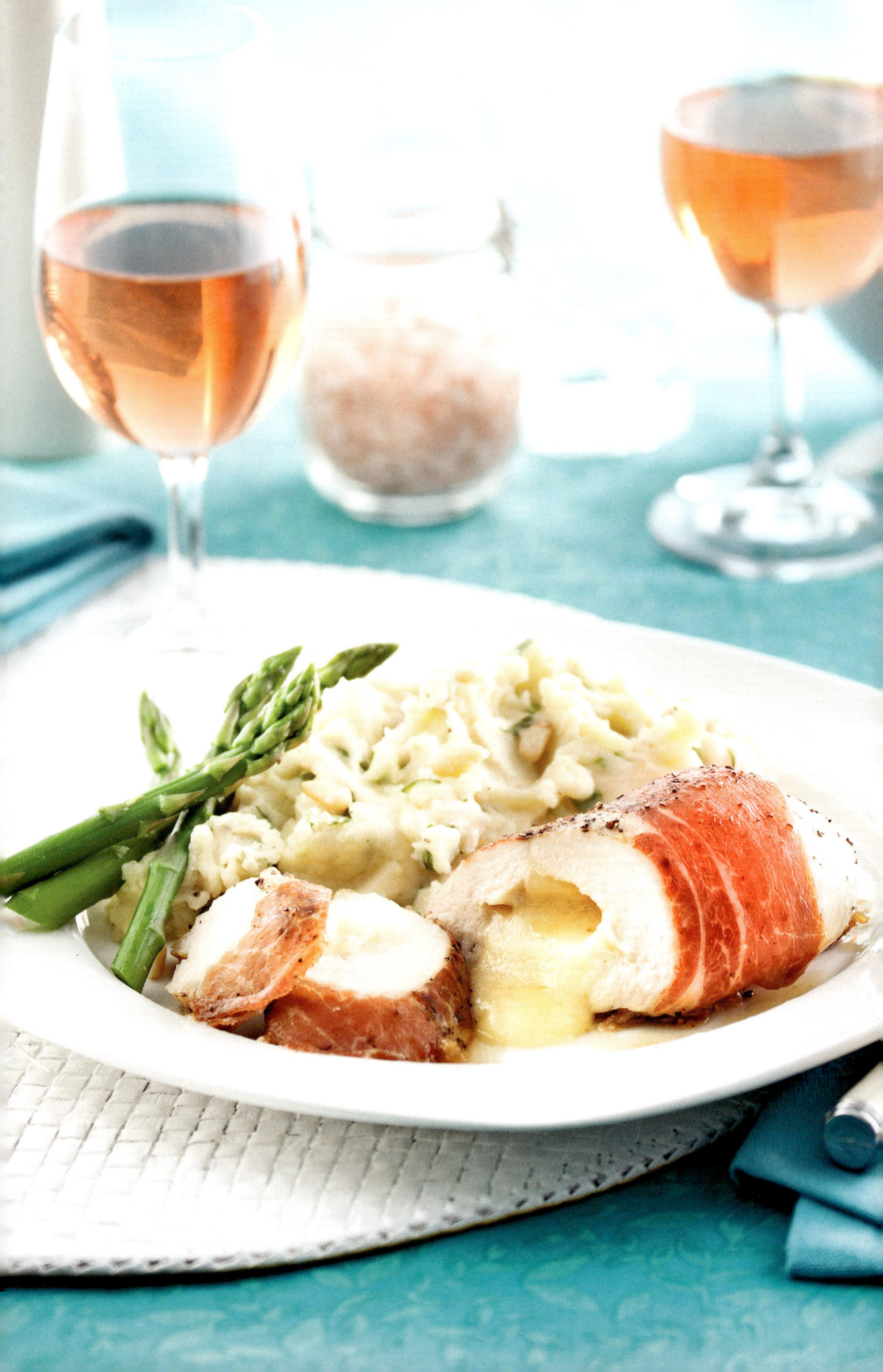

Table des matières

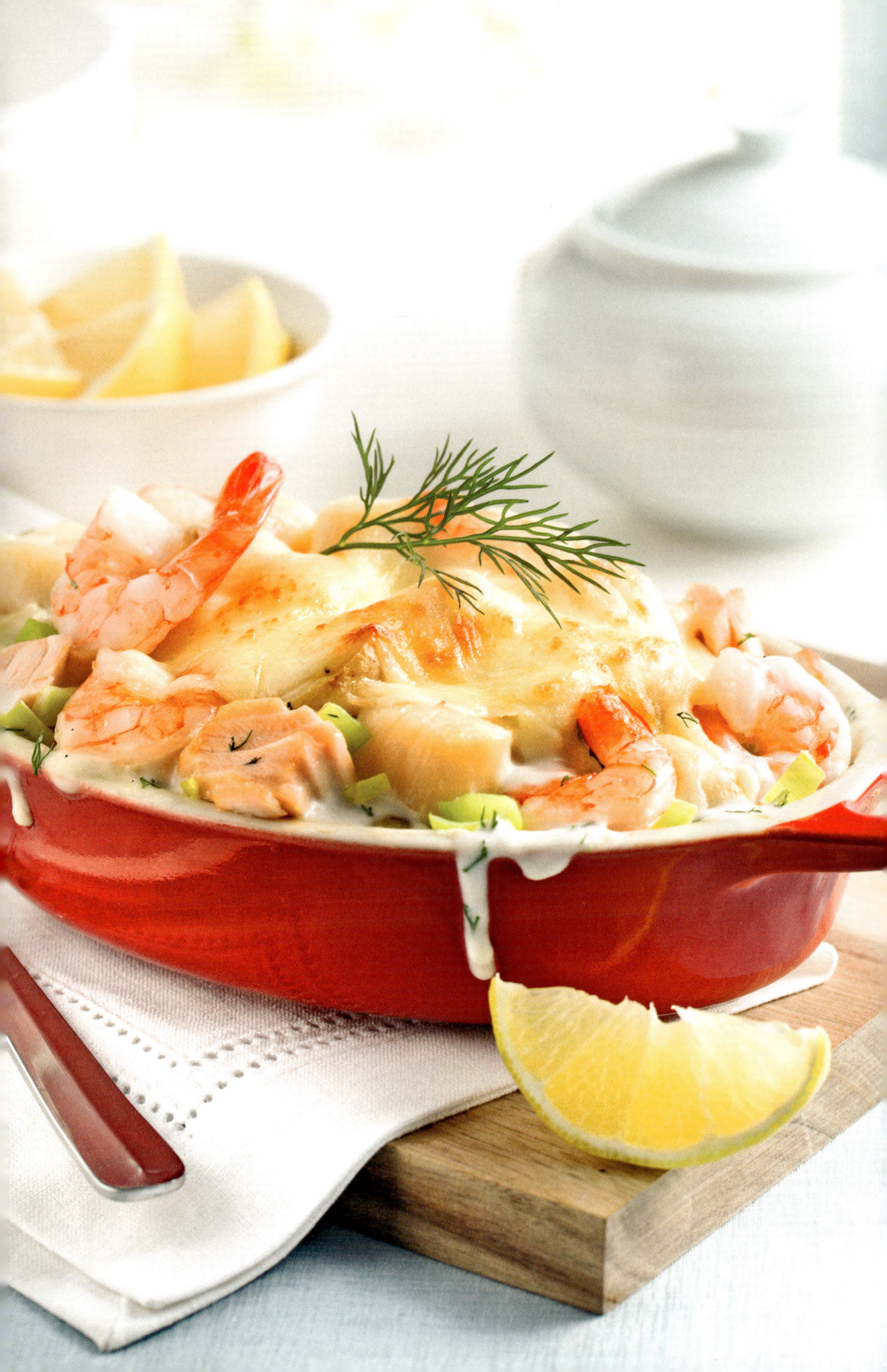

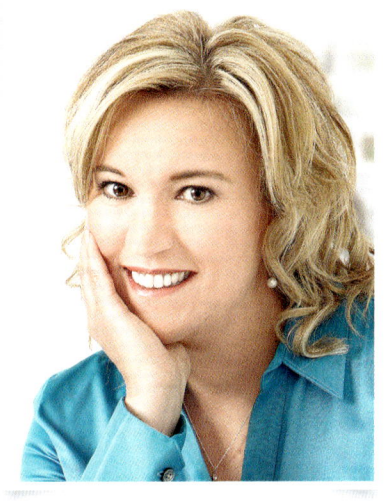

Mes plaisirs gourmands
Moins de calories, autant de plaisir!

« Qu'est-ce qu'on mange ce soir ? » La question qui tue !

L'un n'a pas le goût de ci, l'autre n'a pas le goût de ça, l'un préfère ceci, l'autre cela. Imaginez le casse-tête si en plus vous tentez de perdre quelques kilos ou de maintenir votre poids santé… Diminuer son apport calorique est déjà un défi, nul besoin d'en rajouter !

Pour vous aider à le relever en toute simplicité, l'équipe de *Les plaisirs gourmands de Caty* a concocté un livre qui vous propose une centaine de plats à 400 calories ou moins. De quoi vous inspirer de nombreux repas de semaine et de weekend sans vous casser la tête !

Conçu sous le signe du plaisir, cet ouvrage culinaire renferme une gamme de classiques gourmands et de mets réconfortants hauts en couleur et en goût pour vous aider à atteindre votre objectif sans vous priver. Plats de volaille, de porc, de bœuf, de poisson, de fruits de mer, de pâtes et de légumineuses : tout y est ! Vous y trouverez même une délicieuse recette de poutine au canard ! En prime, des trucs minceur gagnants sur toute la ligne.

Qui a dit que faire des compromis sur les calories signifie faire une croix sur le plaisir de manger ?

Régalez-vous !

Caty

Savourer sans remords

Quand on décide de couper dans les calories, on a l'impression que l'on devra se priver de tout ce qui faisait autrefois plaisir à nos papilles. Mais pourquoi se torturer avec des régimes sans saveur qui nous laissent sur notre faim ? Se régaler sans cumuler les calories, c'est possible !

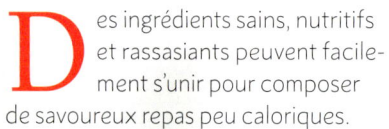 es ingrédients sains, nutritifs et rassasiants peuvent facilement s'unir pour composer de savoureux repas peu caloriques.

En effet, si une alimentation plus faible en calories peut être bénéfique, il faut toutefois bien choisir celles qui sont consommées afin qu'elles continuent de faire le bonheur de vos sens tout en vous permettant de rester en santé.

En connaissant le nombre de calories que fournissent les aliments, il est plus facile de faire des choix éclairés. Toutefois, il ne faut pas oublier que c'est plutôt un ensemble de comportements et de choix qui vous permettront de maintenir ou de retrouver de bonnes habitudes de vie (activité physique, sommeil suffisant, alimentation équilibrée et saine, etc.).

Voici quelques trucs pour vous aider à prendre de bonnes décisions, mais aussi pour vous rappeler que vous pouvez vous délecter tout en mangeant santé !

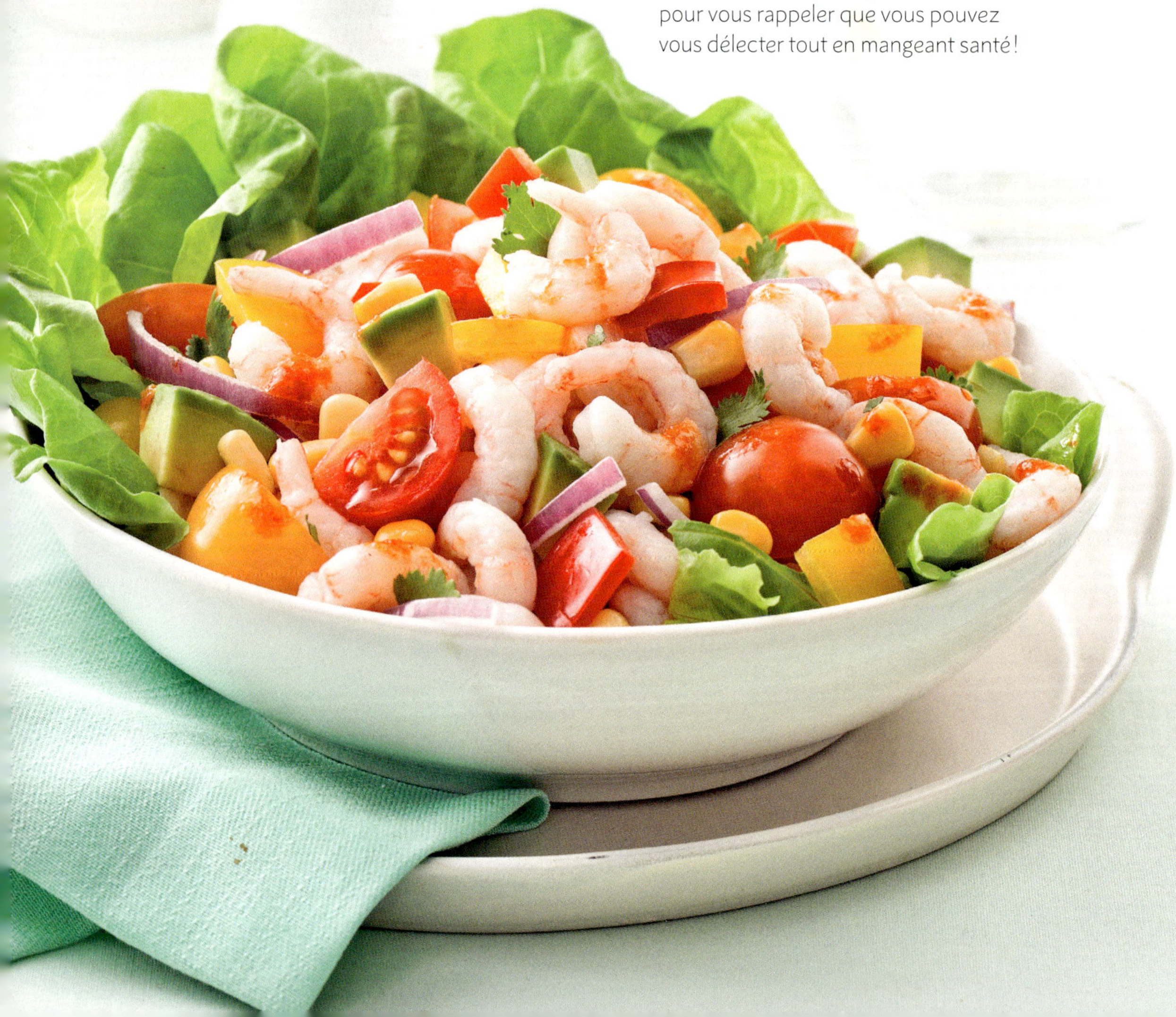

Trouver l'équilibre

Si vous êtes de ceux qui calculent les calories, n'oubliez pas que la quantité dont on a besoin quotidiennement dépend de plusieurs facteurs comme l'âge, le sexe et le degré d'activité physique. En optant pour des repas peu caloriques et des collations saines, on franchit donc un premier pas. Mais si d'un côté on tente d'absorber moins de calories, de l'autre, il faut s'assurer d'en dépenser ! Pour brûler des calories, il est recommandé de faire 30 minutes d'exercice par jour. Nul besoin de courir un marathon : de simples gestes feront toute la différence, comme marcher sur l'heure du dîner, participer activement aux jeux des enfants ou emprunter les escaliers.

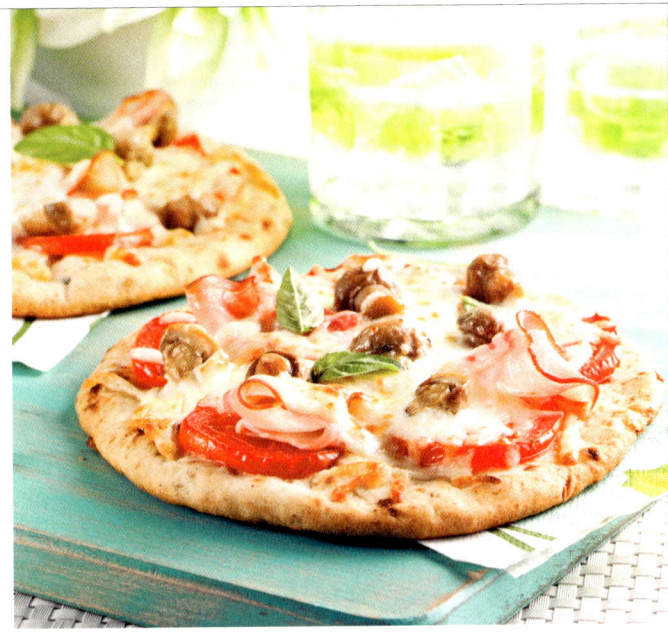

Combien de calories
consommer au quotidien ?

Le tableau qui suit vous aidera à évaluer le nombre de calories que vous devez absorber chaque jour selon votre âge et votre niveau d'activité.

Et hop ! Au lit !

Saviez-vous qu'une nuit de sommeil écourtée perturbe les hormones qui régulent l'appétit, entraînant une augmentation de la faim ? En plus, qui dit moins d'heures de dodo dit aussi... plus de temps pour manger et cumuler les calories ! On privilégie donc un sommeil de plus de 7,5 heures pour profiter de tous ses bienfaits et éviter une prise de poids.

Âge	Sédentaire[1]	Peu actif[2]	Actif[3]
Calories par jour pour les femmes			
19-30	1 900	2 100	2 350
31-50	1 800	2 000	2 250
51-70	1 650	1 850	2 100
71 et +	1 550	1 750	2 000
Calories par jour pour les hommes			
19-30	2 500	2 700	3 000
31-50	2 350	2 600	2 900
51-70	2 150	2 350	2 650
71 et +	2 000	2 200	2 500

1. Vous êtes **sédentaire** si vous vous contentez de vos activités quotidiennes typiques (ménage, marche jusqu'à l'autobus, magasinage).

2. Vous êtes **peu actif** si vous ajoutez de 30 à 60 minutes d'activité modérée (marche de 5 à 7 km/h, danse) par jour à vos activités typiques.

3. Vous êtes **actif** si vous ajoutez au moins 60 minutes d'activité modérée ou intense par jour à vos activités typiques.

Source : *Besoins énergétiques estimatifs*, Santé Canada

Couper
le gluten :
une bonne idée ?

Le gluten, c'est la protéine du blé et des céréales de la même famille (orge, épeautre, seigle). Or, le gluten est uniquement dangereux pour les gens souffrant de maladie cœliaque, dont seulement 1 % de la population canadienne est atteinte, selon Santé Canada. Si vous croyez être sensible au gluten, parlez-en à votre médecin avant de l'éliminer de votre alimentation. Couper le gluten est une lourde tâche et peut entraîner des carences alimentaires. De plus, sachez que le gluten ne fait pas engraisser. Comme la variété est toujours gagnante, intégrez plusieurs sortes de grains à votre menu quotidien... et pas juste du blé !

Faire le plein
de protéines

Un repas complet devrait fournir un minimum de 15 g de protéines. Ce sont elles qui nous permettent d'atteindre la satiété et de tenir jusqu'au prochain repas en évitant les fringales incontrôlables. Vous avez l'impression d'avoir toujours faim après avoir mangé une salade verte ? C'est bien normal, puisque les légumes ne satisferont pas votre estomac à eux seuls. Ajoutez-y le nombre de protéines nécessaires grâce à une boîte de thon en conserve, à deux œufs durs ou à du poulet, par exemple.

15 g de protéines par repas, c'est le minimum ! De 25 à 30 g de protéines, c'est l'idéal. Si votre repas ne vous procure pas suffisamment de protéines, n'hésitez pas à le compléter, par exemple, avec un yogourt grec, peu calorique et riche en protéines.

Des collations intelligentes

Au lieu d'être évitées, les collations devraient faire partie intégrante de notre quotidien. La clé, c'est de bien les choisir ! Prévoyez des collations qui combinent glucides et protéines : elles fourniront ainsi rapidement de l'énergie et vous soutiendront plus longtemps. Parmi les duos gagnants, on peut penser à une compote de pommes avec du fromage ou à un fruit avec un yogourt. Faites des réserves de collations non périssables (craquelins de blé entier, barres de céréales) afin d'éviter de manger n'importe quelle sucrerie qui vous tombe sous la main. En général, on ressent la faim de trois à quatre heures après un repas : on peut donc planifier nos collations selon ce délai. L'idée, c'est d'être rassasié jusqu'au prochain repas, tout en consommant des aliments sains !

Les nutriments démystifiés

Fibres, glucides, lipides et protéines sont tous essentiels pour notre équilibre alimentaire, mais dans quels aliments les retrouve-t-on et de quelle manière agissent-ils sur notre organisme ?

	Rôles	Principales sources
Fibres	• Régularisent le transit intestinal • Abaissent le taux de cholestérol sanguin • Aident à atteindre la satiété plus rapidement	Fruits • Légumes • Légumineuses • Noix • Pains et produits céréaliers à grains entiers
Glucides	• Sources d'énergie	Aliments à base de farine • Céréales • Fruits • Légumes • Noix • Produits laitiers
Lipides	• Sources d'énergie • Favorisent l'absorption des vitamines A, D, E et K • Favorisent la croissance et le développement	Graisses animales • Huiles végétales • Noix • Produits laitiers
Protéines	• Permettent de fabriquer et de maintenir en bon état les tissus corporels, les organes, les hormones, les enzymes et les anticorps • Aident à maintenir le niveau d'énergie	Œufs • Noix • Poisson • Produits laitiers • Viande

Démarrer du bon pied

Ce n'est pas parce que vous sautez le déjeuner que les calories ainsi épargnées vous feront maigrir, bien au contraire ! En mettant fin au jeûne de la nuit par un déjeuner, vous vous assurez que votre organisme ne s'habitue pas à emmagasiner les calories dans la crainte d'une autre période creuse. Un ventre plein vous permet également d'éviter le grignotage d'aliments riches. De plus, comme un bon déjeuner vous soutiendra mieux, la quantité de nourriture mangée au dîner a des chances d'être plus raisonnable. Un muffin au blé entier, un jus d'orange et un yogourt sont une combinaison idéale, ou encore deux tranches de pain multigrain avec du beurre d'arachide ou du fromage avec un verre de lait.

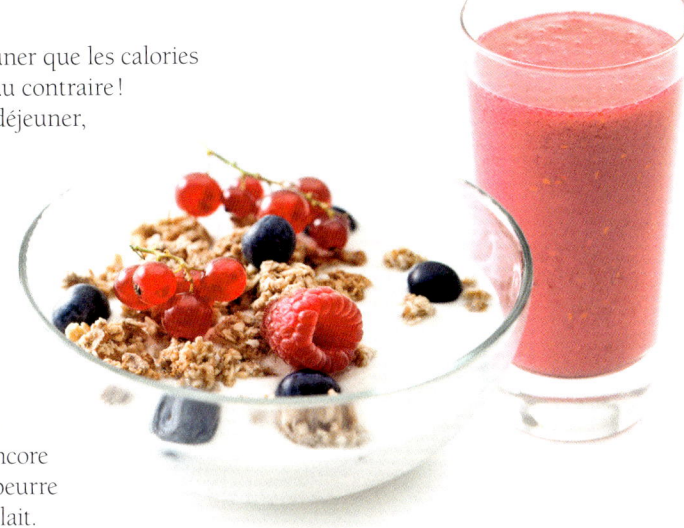

Faim ou soif ?

Faim et soif peuvent facilement se confondre et nous jouer des tours ! Pour évaluer notre faim réelle et éviter d'engouffrer des portions plus grosses que nécessaire aux repas, mieux vaut les précéder d'un grand verre d'eau.

Des régimes trompeurs

Les régimes sont rarement une solution à long terme : généralement, dès qu'on les arrête, on reprend le poids perdu... et même plus ! Certains d'entre eux, moins restrictifs, sont meilleurs que d'autres, comme le régime méditerranéen, qui combine modération et alimentation nutritive. Rappelez vous : il est toujours préférable de miser sur une alimentation saine et variée qui fournit suffisamment de protéines pour se sentir rassasié en tout temps.

Le resto : pas un ennemi !

Certes, il est toujours plus facile de faire la gestion des calories lorsque l'on cuisine soi-même. Mais est-ce que cela signifie qu'il faut abandonner les sorties au restaurant ? Pas du tout ! Voici quelques astuces pour continuer à en profiter intelligemment !

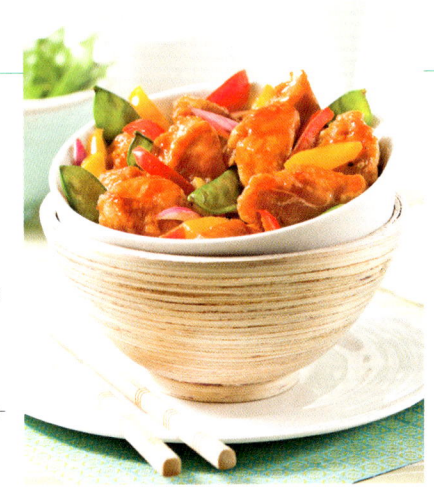

• Préférez les mets rôtis, grillés ou cuits au four plutôt que les mets frits, panés ou sautés. N'hésitez pas à questionner votre serveur pour connaître le mode de cuisson ou les ingrédients utilisés.

• Si la salade semble être la meilleure option pour éviter les calories, ce n'est pas toujours le cas : on y ajoute souvent une grande quantité de vinaigrette très calorique. Demandez à ce qu'elle soit mise à part, de façon à contrôler votre portion.

• Limitez la grosseur des portions et évitez les tables d'hôte qui vous feront manger au-delà de votre appétit réel. Si vous voyez que votre plat est trop volumineux, mangez-en la moitié et demandez à emporter le reste.

• Méfiez-vous des cafés au lait, mokas et autres boissons auxquels on ajoute des ingrédients très sucrés comme des sirops aromatisés ou de la crème fouettée. Privilégiez les cafés noirs ou les thés.

• Si vous ne pouvez résister à un dessert, choisissez-en un à base de fruits ou partagez-le avec une personne qui vous accompagne, afin de diviser les calories !

De la couleur plein l'assiette !

Puisqu'on mange d'abord avec les yeux, on a tout avantage à miser sur des aliments colorés et diversifiés pour agrémenter l'assiette ! Non seulement c'est appétissant, mais en plus, on profite d'un maximum de vertus. Rouge, vert, jaune, orange, violet... plus on met de la couleur dans l'assiette, plus on multiplie nos chances d'être en bonne santé !

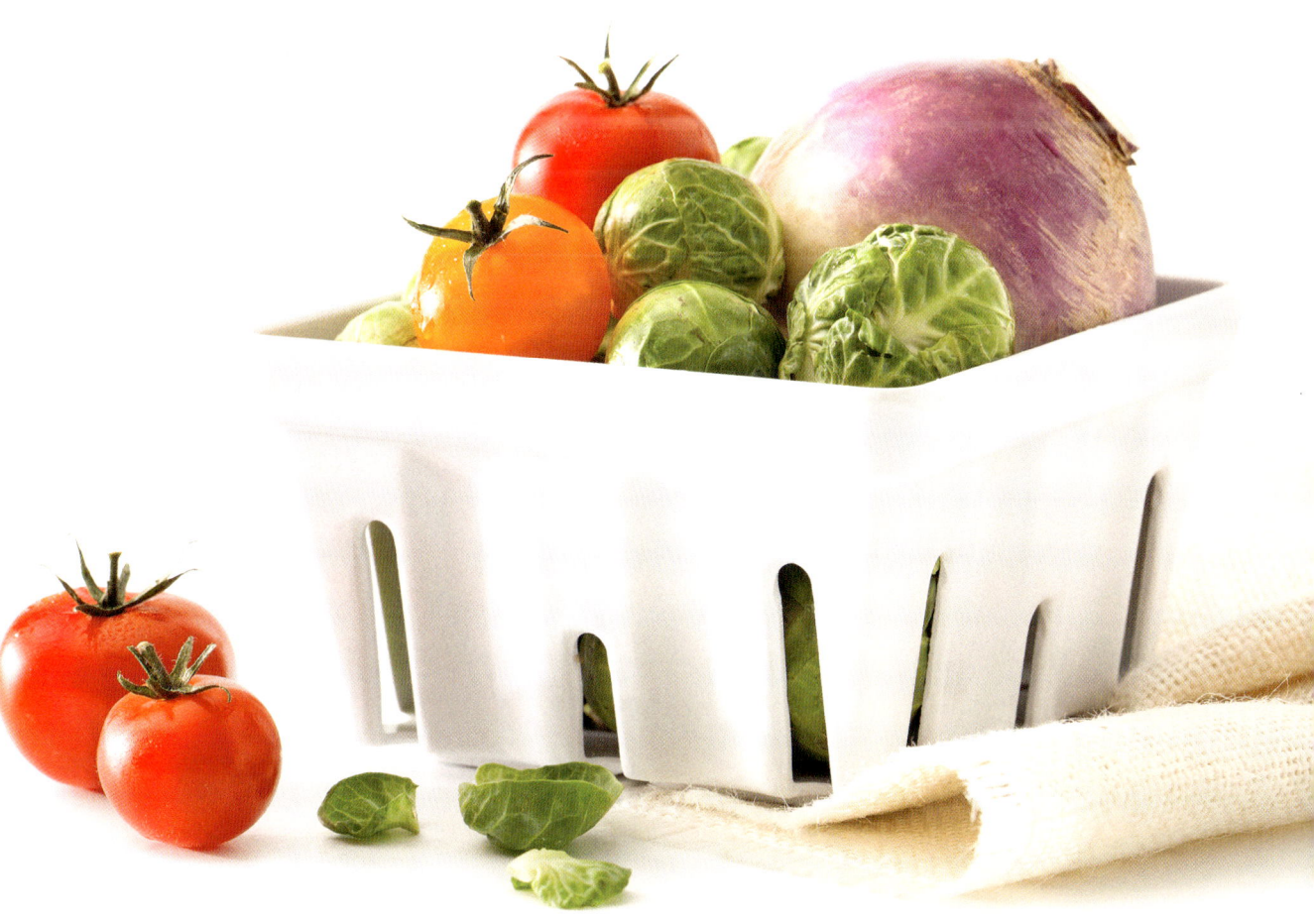

Salade de crevettes nordiques

Préparation : 15 minutes — **Quantité :** 4 portions

PAR PORTION	
Calories	388
Protéines	29 g
Matières grasses	25 g
Glucides	18 g
Fibres	4 g
Fer	2 mg
Calcium	66 mg
Sodium	1 026 mg

1	laitue Boston
12	tomates cerises
1	poivron rouge
½	poivron jaune
1	petit avocat
½	oignon rouge
600 g	(1 litre) de crevettes nordiques
125 ml	(½ tasse) de maïs en grains
	Sel et poivre au goût
45 ml	(3 c. à soupe) de feuilles de coriandre

Pour la vinaigrette :

80 ml	(⅓ de tasse) d'huile d'olive
30 ml	(2 c. à soupe) de jus de lime
15 ml	(1 c. à soupe) de vinaigre balsamique blanc
10 ml	(2 c. à thé) de miel
5 ml	(1 c. à thé) de sauce sriracha

1. Détacher délicatement 4 grandes feuilles de laitue Boston pour former les bols. Déchiqueter finement la moitié de la laitue.

2. Dans un bol, mélanger les ingrédients de la vinaigrette.

3. Couper les tomates cerises en deux. Tailler le poivron rouge, le poivron jaune et l'avocat en petits dés. Hacher finement l'oignon rouge. Déposer les légumes dans un saladier.

4. Ajouter les crevettes et le maïs dans le saladier, puis la moitié de la vinaigrette. Saler et poivrer.

5. Dans un autre bol, mélanger le reste de la vinaigrette avec la laitue Boston déchiquetée, puis répartir sur les grandes feuilles de laitue.

6. Garnir de la préparation aux crevettes et parsemer de coriandre.

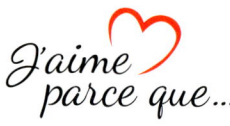
J'aime parce que...

La crevette nordique est une perle nutritionnelle

Plus nutritive que les autres variétés de crevettes, la crevette nordique, ou « crevette de Matane », fournit jusqu'à cinq fois plus d'oméga-3, deux fois plus de protéines et vingt fois plus de vitamine E que ses cousines en provenance des mers chaudes. De plus, elle contient peu de gras saturé. Voilà un aliment champion pour une saine alimentation !

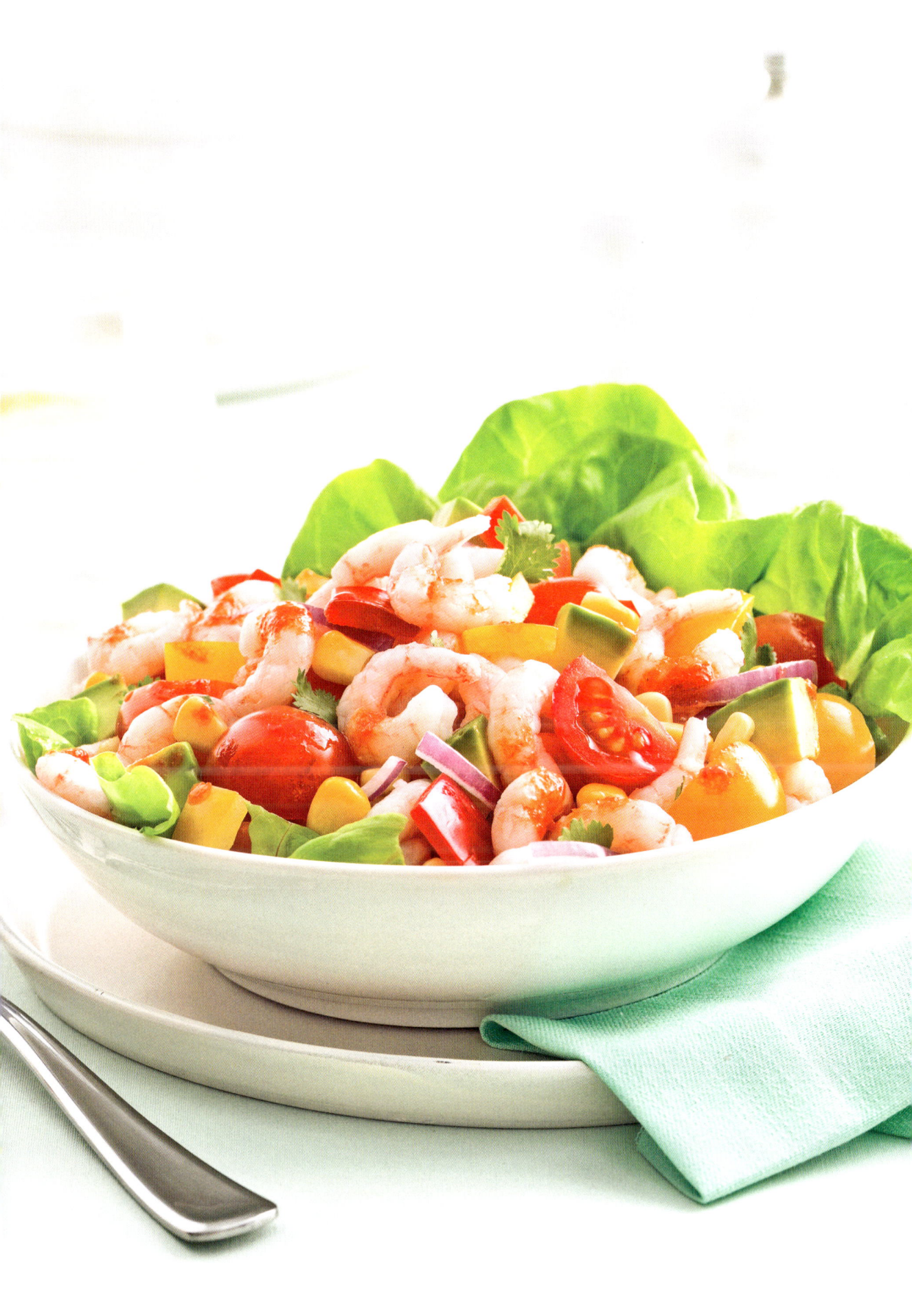

Salade-repas au poulet grillé, fraises et kiwis

Préparation : 20 minutes — Cuisson : 12 minutes — Quantité : 4 portions

4	poitrines de poulet sans peau
750 ml	(3 tasses) de laitue frisée verte déchiquetée
8	fraises coupées en gros morceaux
2	kiwis coupés en rondelles
60 ml	(¼ de tasse) de noix de Grenoble

Pour la vinaigrette :

60 ml	(¼ de tasse) d'huile d'olive
60 ml	(¼ de tasse) de sirop d'érable
30 ml	(2 c. à soupe) de ciboulette hachée
5 ml	(1 c. à thé) de sel
5 ml	(1 c. à thé) de piment d'Espelette

1. Préchauffer le four à 205 °C (400 °F).

2. Dans un saladier, mélanger les ingrédients de la vinaigrette.

3. Prélever le tiers de la vinaigrette et en badigeonner les poitrines.

4. Déposer les poitrines sur une plaque de cuisson tapissée de papier parchemin. Cuire au four de 10 à 12 minutes en retournant les poitrines à mi-cuisson, jusqu'à ce que l'intérieur de la chair ait perdu sa teinte rosée.

5. Dans le saladier, ajouter la laitue, les fraises et les kiwis. Remuer.

6. Répartir la salade dans les assiettes. Trancher les poitrines et déposer sur chacune des portions. Parsemer de noix.

LE SAVIEZ-VOUS ?

À chaque couleur ses bienfaits

Manger coloré n'est pas seulement agréable pour les yeux : c'est aussi une excellente façon de faire le plein de nutriments bénéfiques pour la santé (réduction des risques de maladies cardiovasculaires et de certains cancers, notamment). En effet, la couleur des fruits et légumes nous indique en quels composés ils sont riches. Par exemple, la catégorie « jaune et orange » fournit entre autres de la vitamine C et du bêta-carotène, tandis que la catégorie « bleu et violet » procure des antioxydants. Chaque jour, choisissez vos cinq à dix portions de fruits et légumes dans le plus de groupes-couleurs possible pour vous assurer de consommer tous les nutriments, minéraux et vitamines dont votre corps a besoin !

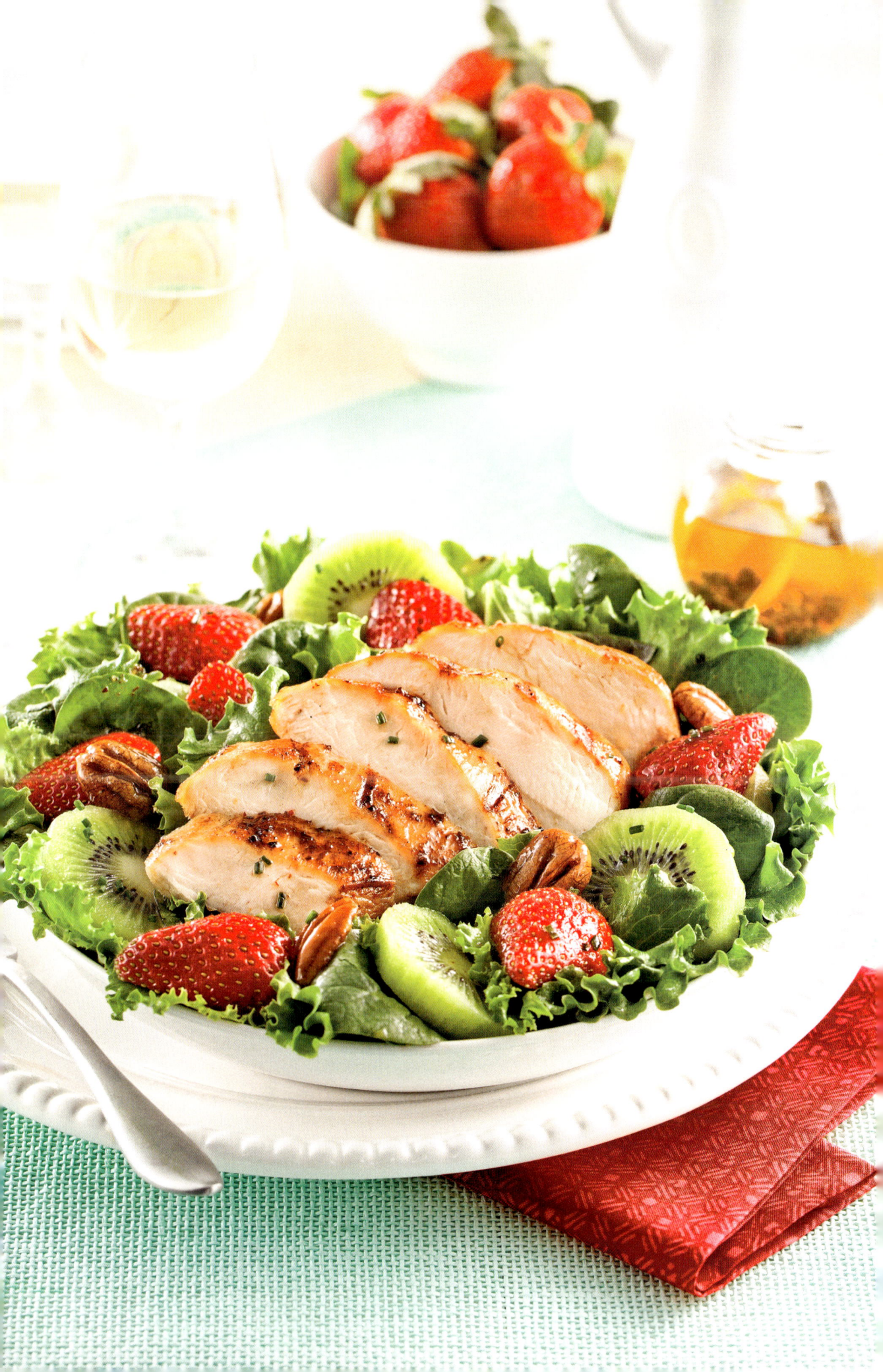

Papillote de truite
à la mangue

Préparation : 15 minutes — **Cuisson :** 18 minutes — **Quantité :** 4 portions

contenu de l'assiette
398
CALORIES

720 g	(environ 1 ⅔ lb) de filets de truite saumonée
1	mangue pelée et coupée en tranches
1	tomate tranchée
½	oignon rouge tranché
	Sel et poivre au goût
30 ml	(2 c. à soupe) d'huile d'olive
60 ml	(¼ de tasse) d'aneth haché
30 ml	(2 c. à soupe) de persil haché

—

1. Préchauffer le four à 205 °C (400 °F).

2. Couper les filets de truite de manière à obtenir 12 tranches.

3. Sur une feuille de papier parchemin ou d'aluminium, déposer verticale-ment une tranche de filet de truite, une tranche de mangue, une tranche de tomate et une tranche d'oignon. Répéter une fois et terminer par une tranche de truite. Saler et poivrer. Verser un filet d'huile et parsemer de fines herbes.

4. Plier le papier parchemin ou d'alu-minium afin de former une papillote hermétique. Répéter avec trois autres feuilles de papier parchemin ou d'aluminium afin de former quatre papillotes.

5. Cuire au four de 18 à 20 minutes, jusqu'à ce que la chair du poisson se défasse à la fourchette.

—

PAR PORTION	
Calories	350
Protéines	38 g
Matières grasses	17 g
Glucides	10 g
Fibres	1 g
Fer	1 mg
Calcium	134 mg
Sodium	67 mg

J'aime avec...

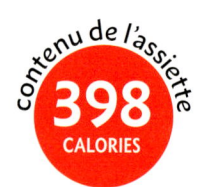

Salade de radis et concombre

Par portion : 48 calories

Dans un saladier, fouetter 15 ml (1 c. à soupe) de jus de citron avec 40 ml (2 c. à soupe + 2 c. à thé) de pesto. Saler et poivrer. Ajouter 2 mini-concombres émincés, 6 radis émincés et ½ laitue frisée verte déchiquetée. Remuer.

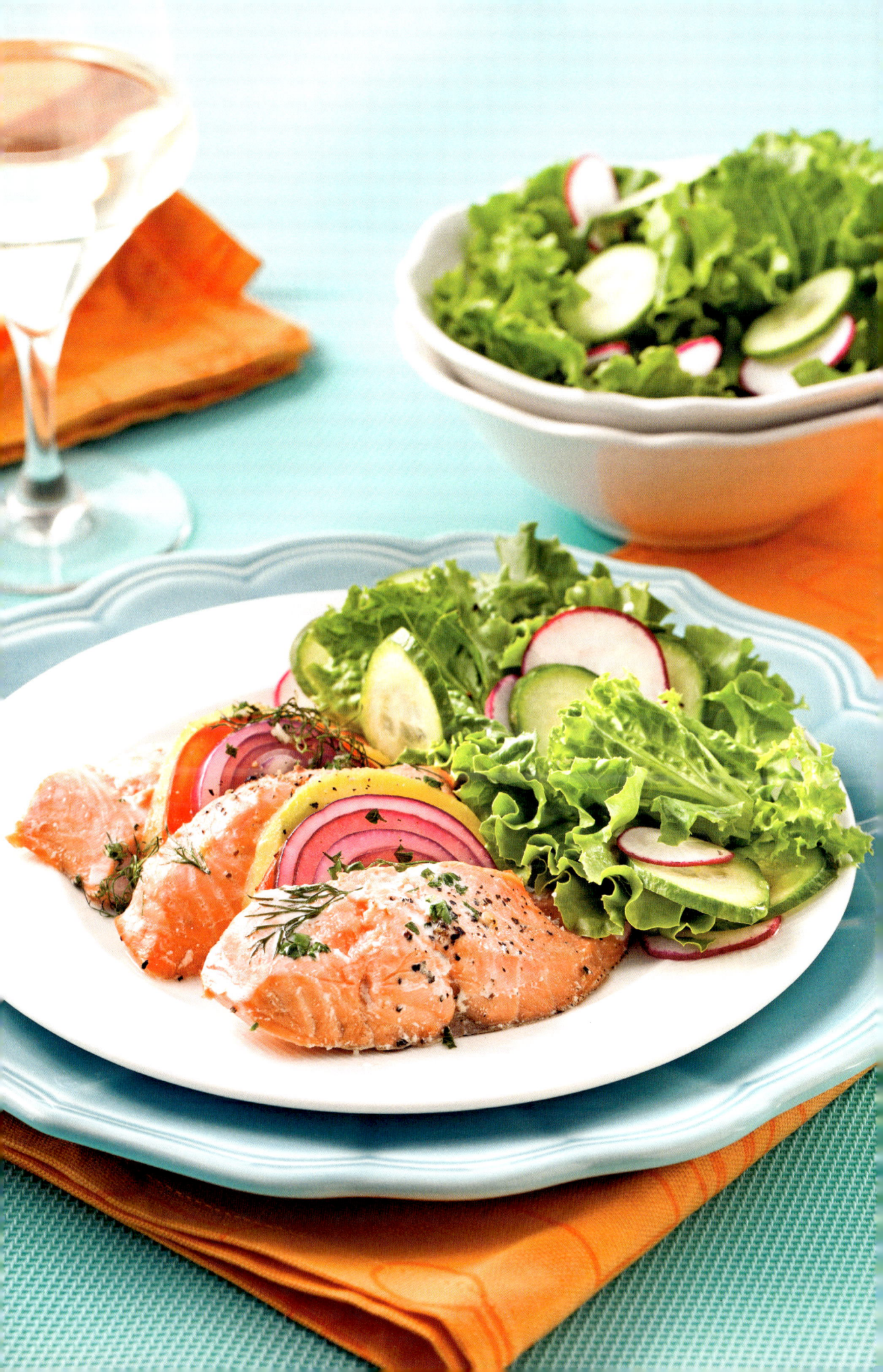

Sauté de poulet aux noix de cajou

Préparation : 15 minutes — Cuisson : 10 minutes — Quantité : 4 portions

15 ml	(1 c. à soupe) de gingembre haché
125 ml	(½ tasse) de sauce teriyaki
4	poitrines de poulet sans peau de 125 g (environ ¼ de lb) chacune
30 ml	(2 c. à soupe) d'huile de sésame (non grillé)
½	sac de mélange de légumes asiatiques surgelés de 750 g
180 ml	(¾ de tasse) de bouillon de poulet
10 ml	(2 c. à thé) de fécule de maïs
80 ml	(⅓ de tasse) de noix de cajou grillées

—

1. Dans un bol, mélanger le gingembre avec 30 ml (2 c. à soupe) de sauce teriyaki.

2. Couper le poulet en lanières. Ajouter dans le bol contenant la sauce et mélanger pour bien enrober le poulet de sauce.

3. Dans une poêle ou dans un wok, chauffer l'huile à feu moyen. Cuire les légumes de 2 à 3 minutes, en les gardant légèrement croquants. Transférer dans une assiette.

4. Égoutter les lanières de poulet et jeter la marinade. Dans la même poêle, cuire le poulet de 3 à 4 minutes.

5. Dans un autre bol, mélanger le reste de la sauce teriyaki avec le bouillon de poulet et la fécule de maïs. Ajouter dans la poêle avec les légumes. Cuire 2 minutes en remuant.

6. Au moment de servir, parsemer chacune des portions de noix de cajou.

—

LE SAVIEZ-VOUS?
—

La valeur nutritive des légumes surgelés

Non seulement ils sont prêts à cuisiner, mais en plus, les légumes surgelés sont une excellente option pour remplacer les légumes frais! Pendant l'hiver, ils seraient même plus intéressants du point de vue nutritionnel, puisque contrairement aux légumes frais importés, le temps qui s'écoule entre la récolte et la surgélation est minime. En effet, plus le temps entre la récolte et la consommation est long, plus la valeur nutritionnelle est affectée.

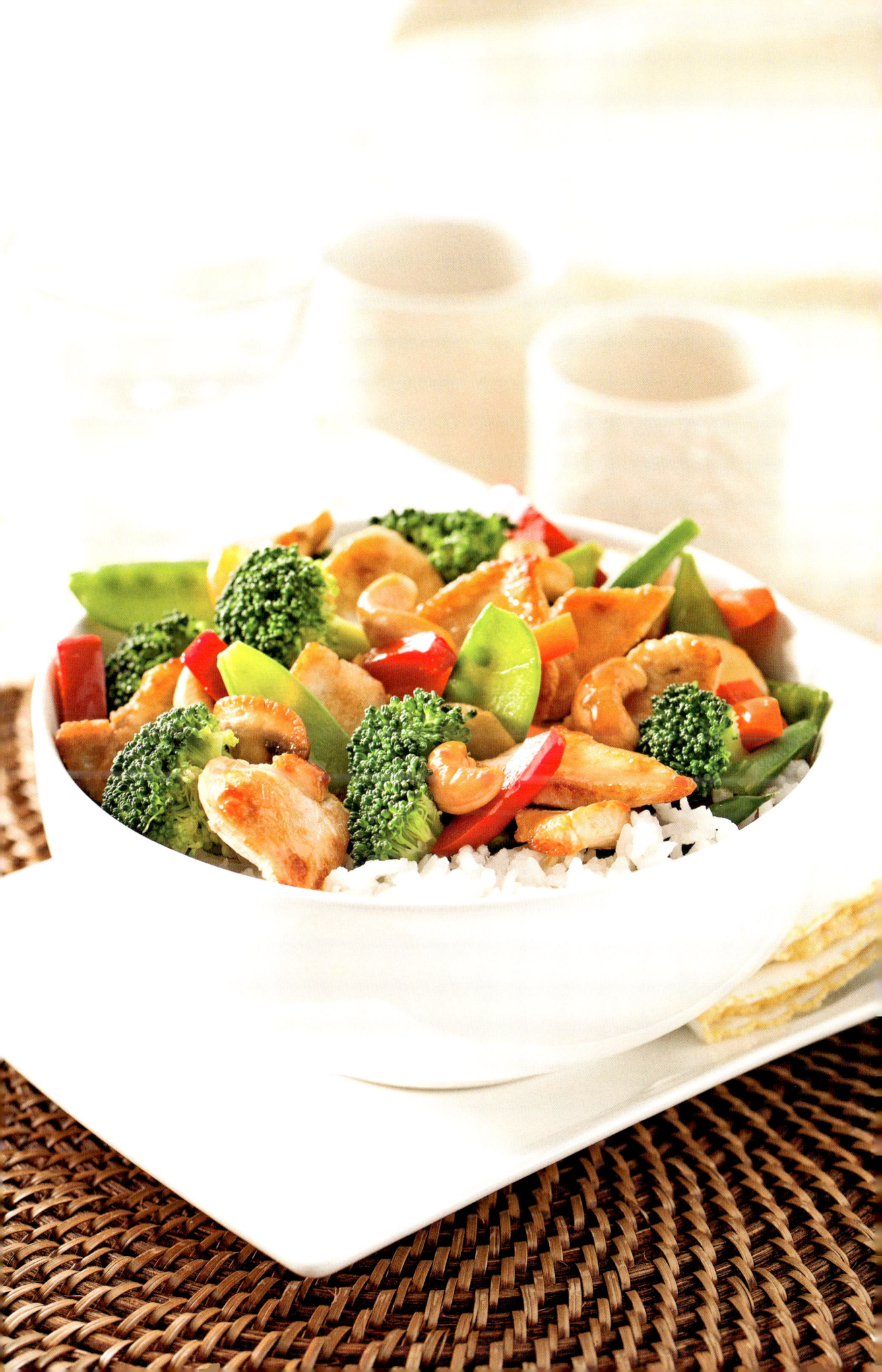

Tilapia au parmesan, sauce tomate

Préparation : 15 minutes — **Cuisson :** 15 minutes — **Quantité :** 4 portions

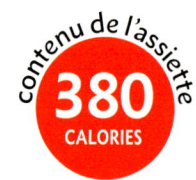
contenu de l'assiette
380 CALORIES

180 ml	(¾ de tasse) de yogourt grec nature 2 %
125 ml	(½ tasse) de parmesan râpé
30 ml	(2 c. à soupe) de ciboulette hachée
30 ml	(2 c. à soupe) de persil haché
	Sel et poivre au goût
4	filets de tilapia de 150 g (⅓ de lb) chacun
180 ml	(¾ de tasse) de sauce tomate

—

1. Préchauffer le four à 205 °C (400 °F).

2. Dans un bol, mélanger le yogourt avec les deux tiers du parmesan, la ciboulette et le persil. Saler et poivrer.

3. Déposer les filets de tilapia sur une plaque de cuisson tapissée de papier parchemin. Couvrir les filets de tilapia avec la préparation au parmesan. Saupoudrer du reste de parmesan. Cuire au four de 15 à 18 minutes.

4. Pendant ce temps, réchauffer la sauce tomate à feu moyen dans une casserole. Servir avec les filets de tilapia.

—

PAR PORTION	
Calories	243
Protéines	40 g
Matières grasses	7 g
Glucides	5 g
Fibres	1 g
Fer	2 mg
Calcium	287 mg
Sodium	549 mg

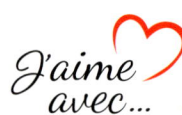
J'aime avec...

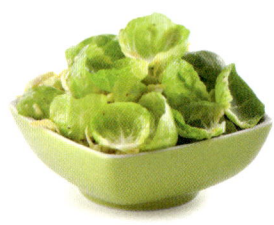

Salade de choux de Bruxelles

Par portion : 137 calories

Dans un saladier, mélanger 45 ml (3 c. à soupe) d'huile d'olive avec 15 ml (1 c. à soupe) de vinaigre de cidre, 15 ml (1 c. à soupe) de moutarde de Dijon, 15 ml (1 c. à soupe) de miel et 45 ml (3 c. à soupe) d'échalotes sèches hachées. Saler et poivrer. Effeuiller de 10 à 12 choux de Bruxelles. Ajouter les feuilles dans le saladier et remuer.

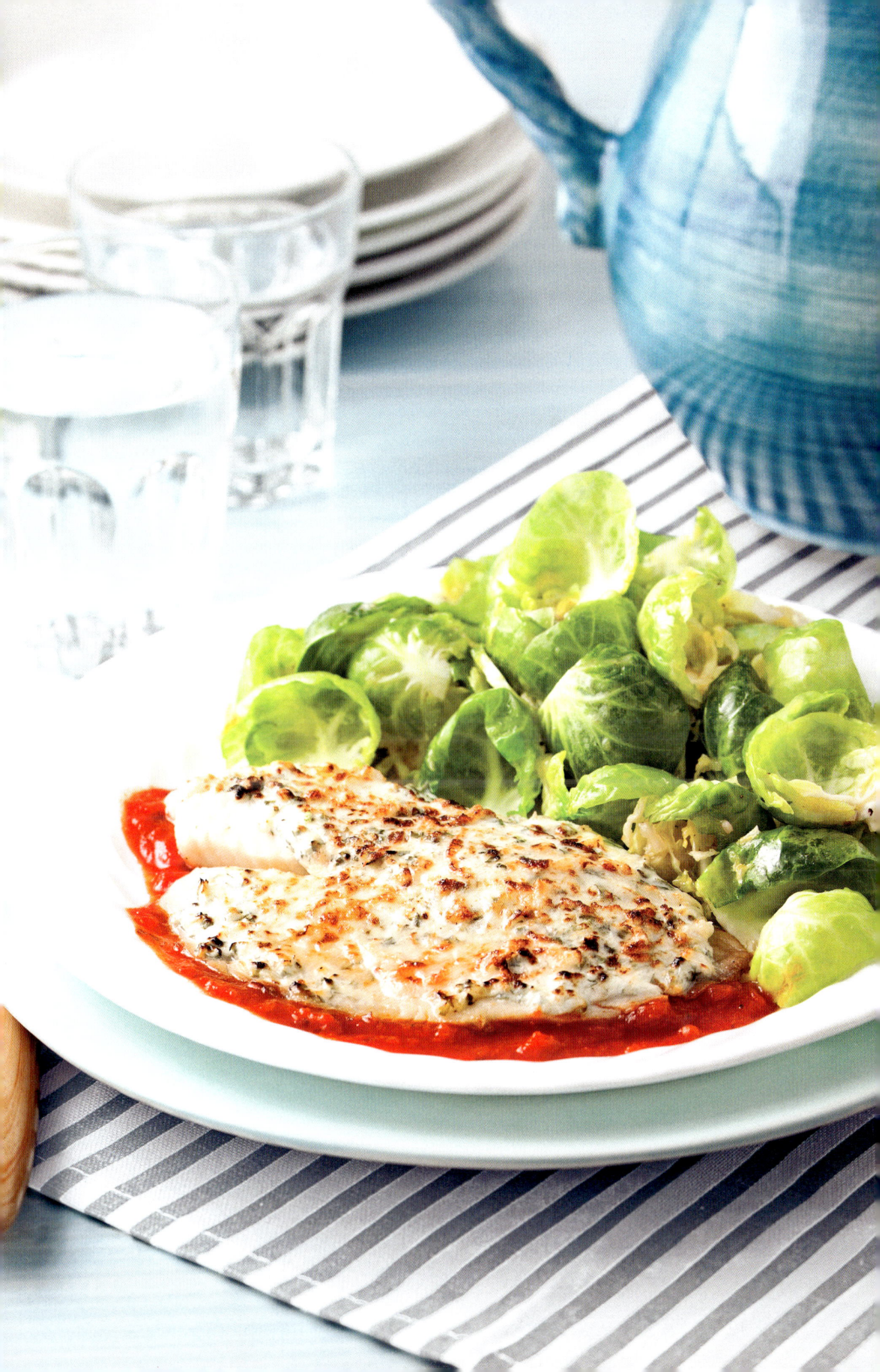

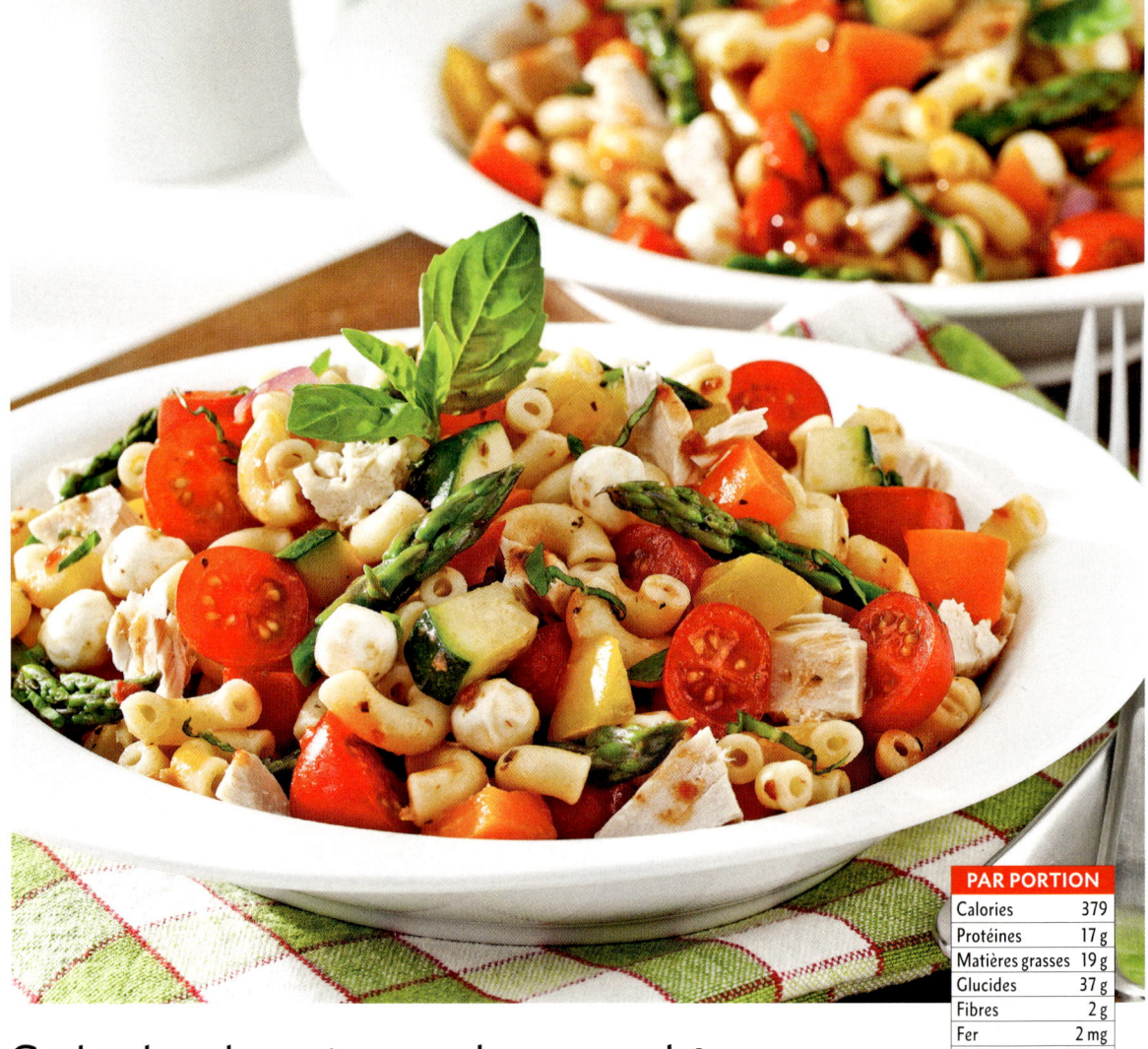

PAR PORTION	
Calories	379
Protéines	17 g
Matières grasses	19 g
Glucides	37 g
Fibres	2 g
Fer	2 mg
Calcium	75 mg
Sodium	187 mg

Salade de pâtes, thon et légumes

Préparation : 15 minutes — **Cuisson :** 10 minutes — **Quantité :** de 4 à 6 portions

250 g	de macaronis
10	asperges coupées en tronçons
15 ml	(1 c. à soupe) d'huile de canola
½	oignon rouge coupé en dés
½	poivron rouge coupé en dés
½	poivron jaune coupé en dés
½	poivron orange coupé en dés
1	petite courgette coupée en dés
5 ml	(1 c. à thé) d'ail haché

15 ml	(1 c. à soupe) de vinaigre balsamique
60 ml	(¼ de tasse) de basilic émincé
125 ml	(½ tasse) de tomates cerises de couleurs variées coupées en deux
1	boîte de thon pâle dans l'eau de 170 g, émietté
½	contenant de perles de bocconcini de 200 g
125 ml	(½ tasse) de vinaigrette aux tomates séchées

1. Dans une casserole d'eau bouillante salée, cuire les pâtes *al dente*. Ajouter les asperges dans la casserole 3 minutes avant la fin de la cuisson des pâtes. Égoutter et rincer à l'eau froide. Égoutter de nouveau.

2. Dans une poêle, chauffer l'huile à feu moyen. Faire revenir les légumes avec l'ail et le vinaigre balsamique de 5 à 6 minutes.

3. Dans un grand bol, mélanger les pâtes avec le basilic, les tomates cerises, le thon, les perles de bocconcini, la vinaigrette et les légumes. Servir la salade tiède ou froide.

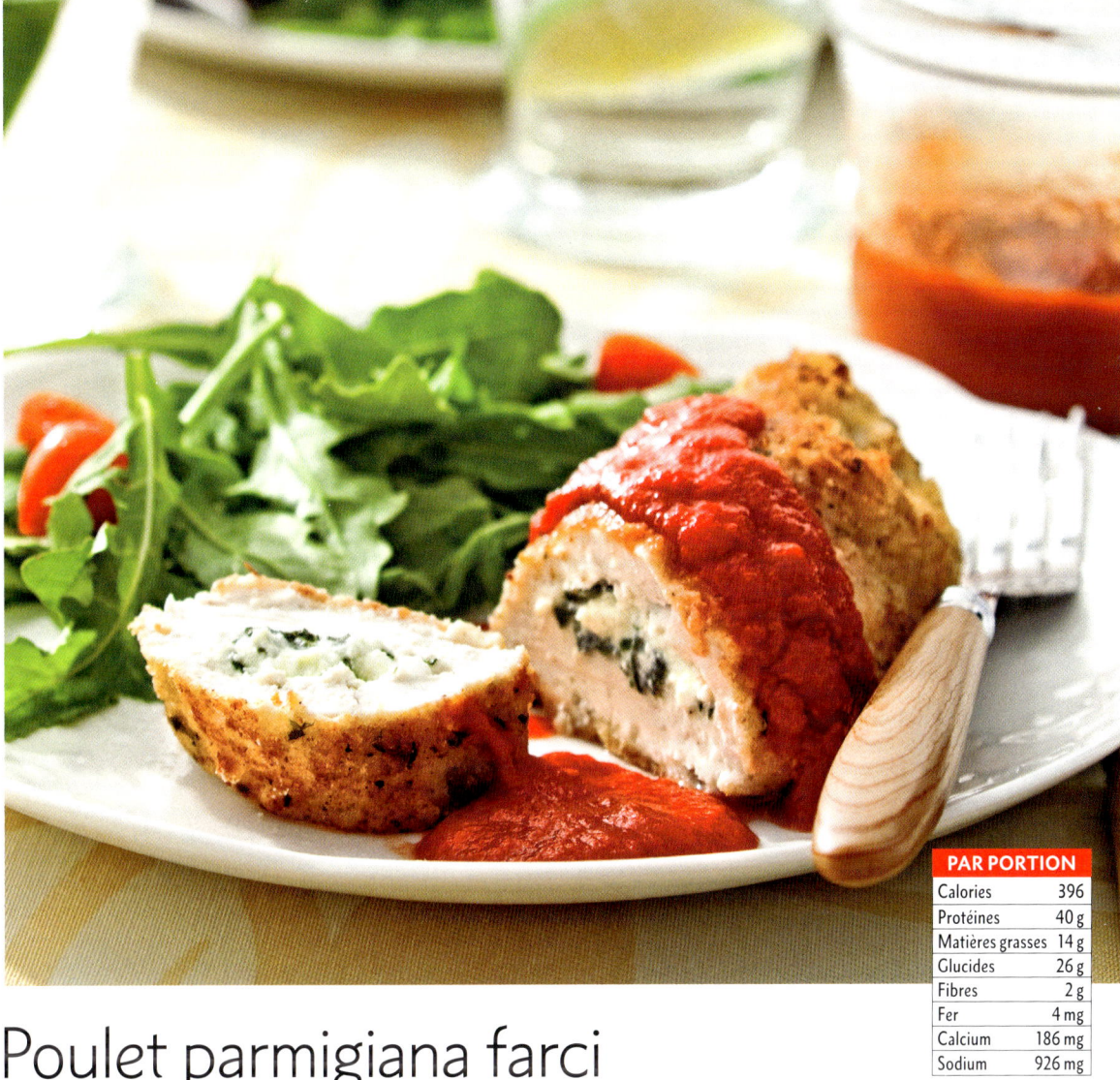

PAR PORTION	
Calories	396
Protéines	40 g
Matières grasses	14 g
Glucides	26 g
Fibres	2 g
Fer	4 mg
Calcium	186 mg
Sodium	926 mg

Poulet parmigiana farci

Préparation : 15 minutes — **Cuisson** : 12 minutes — **Quantité** : 4 portions

125 ml	(½ tasse) de ricotta
125 ml	(½ tasse) d'épinards émincés
	Sel et poivre au goût
4	poitrines de poulet sans peau
60 ml	(¼ de tasse) de farine
1	œuf
180 ml	(¾ de tasse) de chapelure assaisonnée à l'italienne
45 ml	(3 c. à soupe) de parmesan râpé
15 ml	(1 c. à soupe) d'huile d'olive
250 ml	(1 tasse) de sauce tomate

—

1. Préchauffer le four à 190 °C (375 °F).

2. Dans un bol, mélanger la ricotta avec les épinards. Saler et poivrer.

3. Inciser les poitrines sur l'épaisseur. Farcir les poitrines avec le mélange à la ricotta et aux épinards. Maintenir les poitrines fermées à l'aide de cure-dents.

4. Préparer trois assiettes creuses. Dans la première, verser la farine. Dans la deuxième, battre l'œuf. Dans la troisième, mélanger la chapelure avec le parmesan. Fariner les poitrines, les tremper dans l'œuf battu, puis les enrober de chapelure.

5. Dans une poêle, chauffer l'huile à feu doux-moyen. Cuire les poitrines 1 minute de chaque côté.

6. Déposer les poitrines sur une plaque de cuisson tapissée de papier parchemin. Cuire au four de 12 à 15 minutes, jusqu'à ce que l'intérieur de la chair ait perdu sa teinte rosée.

7. Réchauffer la sauce tomate dans une casserole ou au micro-ondes et servir avec le poulet.

—

De la couleur plein l'assiette !   27

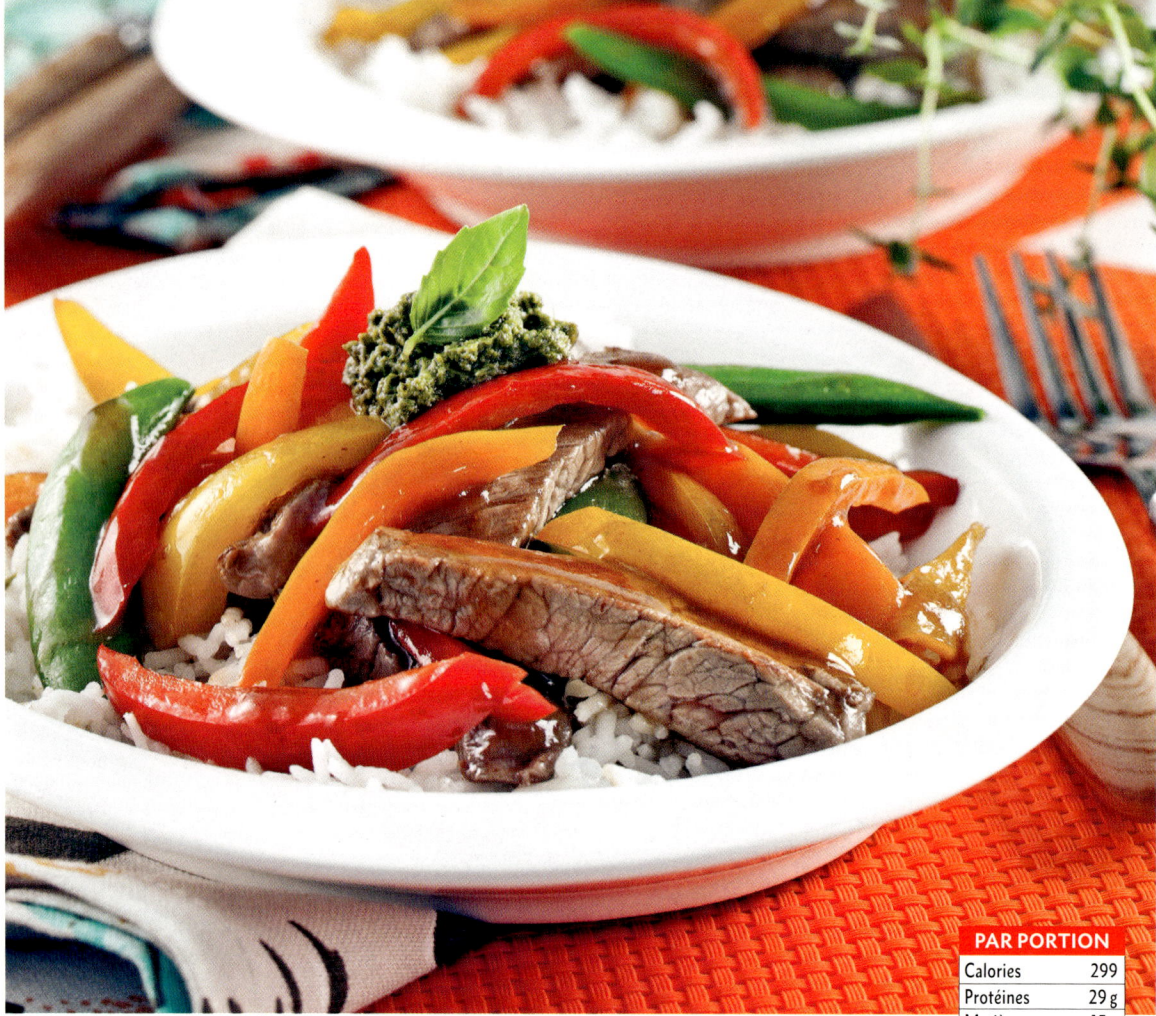

Bœuf et légumes au pesto

Préparation : 15 minutes — **Cuisson :** 5 minutes — **Quantité :** 4 portions

PAR PORTION	
Calories	299
Protéines	29 g
Matières grasses	15 g
Glucides	12 g
Fibres	2 g
Fer	4 mg
Calcium	44 mg
Sodium	241 mg

30 ml	(2 c. à soupe) d'huile d'olive
450 g	(1 lb) de biftecks de surlonge de bœuf émincé
	Sel et poivre au goût
1	poivron rouge coupé en lanières
1	poivron jaune coupé en lanières
1	poivron orange coupé en lanières
200 g	(environ ½ lb) de pois sucrés
10 ml	(2 c. à thé) de fécule de maïs
180 ml	(¾ de tasse) de bouillon de bœuf
30 ml	(2 c. à soupe) de pesto

1. Dans une poêle, chauffer l'huile à feu moyen. Cuire le bœuf de 1 à 2 minutes de chaque côté. Saler et poivrer. Transférer dans une assiette.

2. Dans la même poêle, faire revenir les poivrons de 2 à 3 minutes.

3. Ajouter les pois sucrés et cuire de 1 à 2 minutes.

4. Dans un bol, délayer la fécule de maïs dans le bouillon de bœuf. Ajouter le bouillon et le bœuf dans la poêle, puis porter à ébullition.

5. Répartir dans les assiettes et garnir chacune des portions d'une cuillerée de pesto.

—

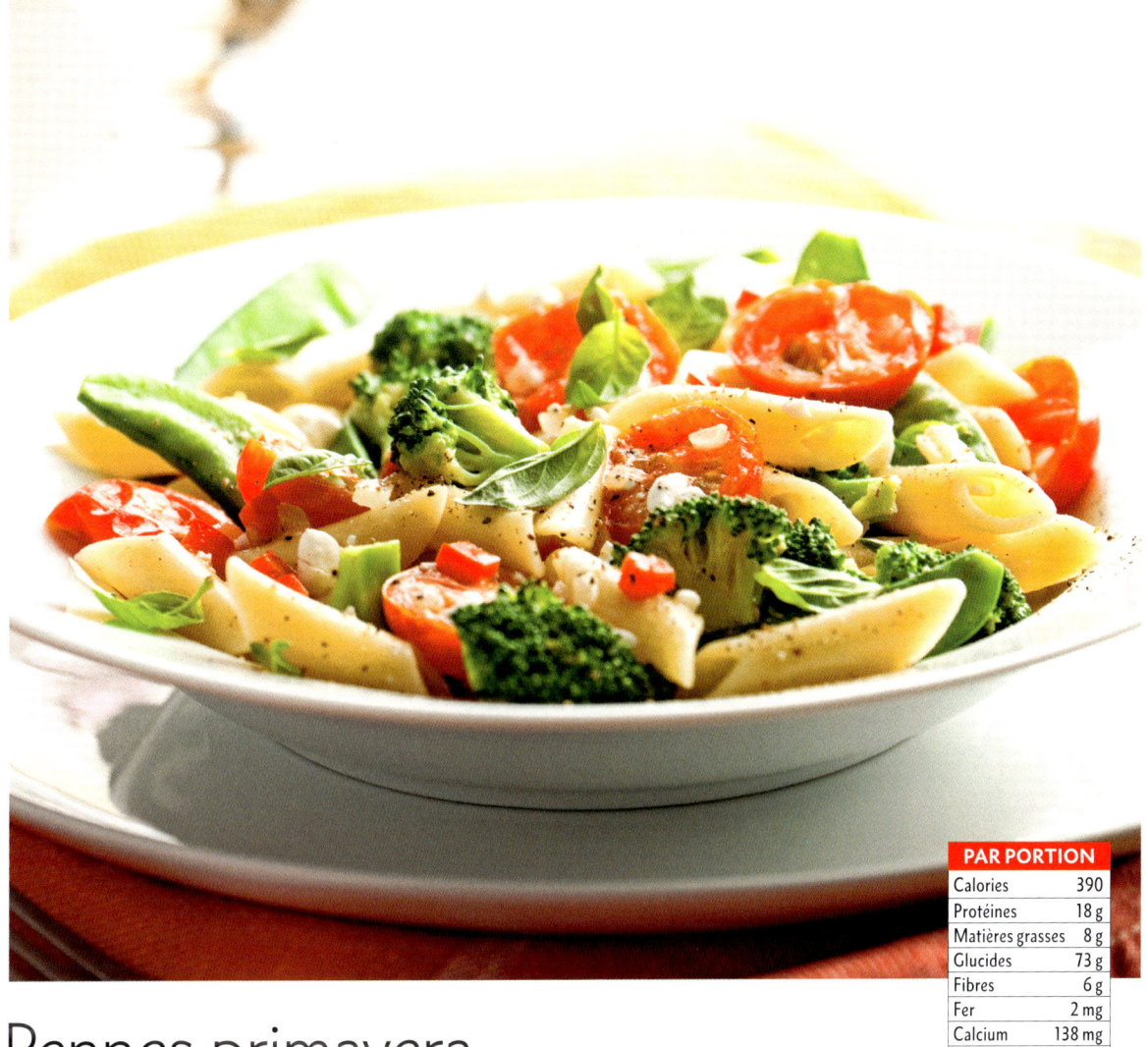

PAR PORTION	
Calories	390
Protéines	18 g
Matières grasses	8 g
Glucides	73 g
Fibres	6 g
Fer	2 mg
Calcium	138 mg
Sodium	245 mg

Pennes primavera

Préparation : 35 minutes — **Cuisson :** 10 minutes — **Quantité :** 4 portions

225 g	de pennes
30	pois mange-tout
750 ml	(3 tasses) de brocoli coupé en petits bouquets
30 ml	(2 c. à soupe) d'huile d'olive
1	petit oignon haché
1	gousse d'ail hachée
1	poivron rouge taillé en dés
20	tomates cerises coupées en deux
250 ml	(1 tasse) de fromage cottage 1 %
	Sel et poivre au goût
	Quelques feuilles de basilic hachées

—

1. Dans une casserole d'eau bouillante salée, cuire les pâtes *al dente*. Égoutter les pâtes au-dessus d'une autre casserole et réserver 80 ml (⅓ de tasse) d'eau de cuisson.

2. Porter la casserole d'eau de cuisson à ébullition. Ajouter les pois mange-tout et le brocoli dans la casserole. Blanchir les légumes de 2 à 3 minutes, jusqu'à ce qu'ils soient cuits mais encore légèrement croquants. Égoutter et réserver.

3. Dans une grande poêle, chauffer l'huile à feu moyen. Cuire l'oignon et l'ail 5 minutes, jusqu'à ce qu'ils soient très tendres. Ajouter les poivrons et les tomates cerises. Poursuivre la cuisson 2 minutes.

4. Incorporer les pâtes et le reste des ingrédients. Ajouter de l'eau de cuisson si les pâtes sont sèches. Chauffer quelques secondes jusqu'à ce que le fromage soit légèrement fondu.

—

Se réconforter sans engraisser

En plus de nous fournir de l'énergie pour accomplir nos missions quotidiennes, la nourriture a un pouvoir réconfortant : lorsqu'il fait froid, que l'on est fatigué ou déprimé... on mange ! Malheureusement, manger pour se remonter le moral rime souvent avec engraisser ! Ici, on prouve qu'il est possible de profiter du *comfort food* sans nuire à notre équilibre alimentaire. Tout-en-un, plats mijotés, gratins... tout est là pour vous apporter une dose de réconfort !

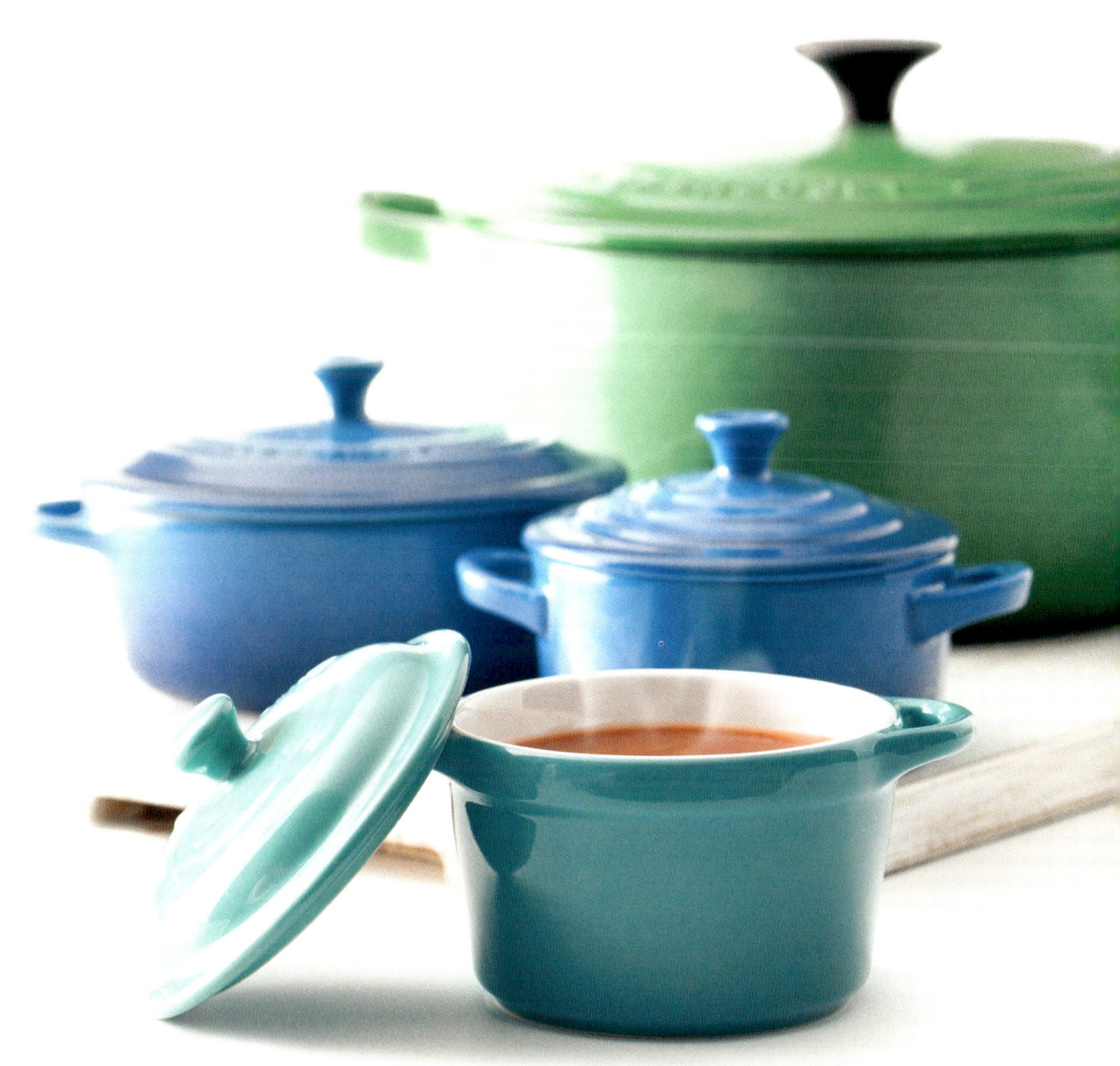

Gratin de saumon et fruits de mer au poireau

Préparation : 20 minutes — Cuisson : 20 minutes — Quantité : 6 portions

250 g	(environ ½ lb) de pommes de terre grelots
1	poireau
45 ml	(3 c. à soupe) de beurre
60 ml	(¼ de tasse) d'échalotes sèches hachées
80 ml	(⅓ de tasse) de farine
80 ml	(⅓ de tasse) de vin blanc
500 ml	(2 tasses) de fumet de poisson
250 ml	(1 tasse) de mélange laitier pour cuisson 5 %
250 g	(environ ½ lb) de filet de saumon
250 g	(environ ½ lb) de crevettes moyennes (calibre 31/40), cuites et décortiquées
250 g	(environ ½ lb) de pétoncles moyens (calibre 20/30)
45 ml	(3 c. à soupe) d'aneth haché
160 ml	(⅔ de tasse) de mozzarella légère râpée
80 ml	(⅓ de tasse) de cheddar fort râpé
45 ml	(3 c. à soupe) d'oignons verts émincés

—

1. Préchauffer le four à 190 °C (375 °F).

2. Déposer les pommes de terre dans une casserole d'eau froide salée. Porter à ébullition, puis cuire de 10 à 12 minutes. Égoutter, laisser tiédir 5 minutes, puis couper les pommes de terre en deux.

3. Émincer finement le poireau. Dans une casserole, faire fondre le beurre à feu moyen. Cuire le poireau de 4 à 5 minutes.

4. Ajouter les échalotes et cuire 1 minute.

5. Incorporer la farine et cuire de 1 à 2 minutes en remuant, sans laisser colorer.

6. Verser le vin blanc et chauffer jusqu'à ce qu'il ait réduit de moitié.

7. Ajouter le fumet de poisson et porter à ébullition en remuant.

8. Incorporer le mélange laitier et laisser mijoter à feu doux 5 minutes.

9. Tailler le saumon en huit morceaux. Ajouter le saumon, les fruits de mer, les pommes de terre et l'aneth à la préparation.

10. Répartir la préparation dans six ramequins. Garnir de fromage. Cuire au four de 15 à 18 minutes.

11. Au moment de servir, garnir d'oignons verts.

—

LE SAVIEZ-VOUS ?

—

Quel fromage choisir ?

Le pourcentage de matières grasses d'un fromage a une grande incidence sur la quantité de calories qu'il procure et, bien évidemment, sur la quantité de gras qu'il contient. Si vous surveillez votre ligne ou la quantité de gras que vous consommez, prenez le temps de lire les étiquettes ! Voici quelques exemples, pour une portion de 125 ml (½ tasse) de fromage :

- Cheddar 31 % M.G. : 241 calories et 20 g de lipides
- Cheddar 7 % M.G. : 103 calories et 4 g de lipides
- Mozzarella 25 % M.G. : 189 calories et 15 g de lipides
- Mozzarella 16,5 % M.G. : 152 calories et 9 g de lipides
- Parmesan 22 % M.G. : 228 calories et 15 g de lipides

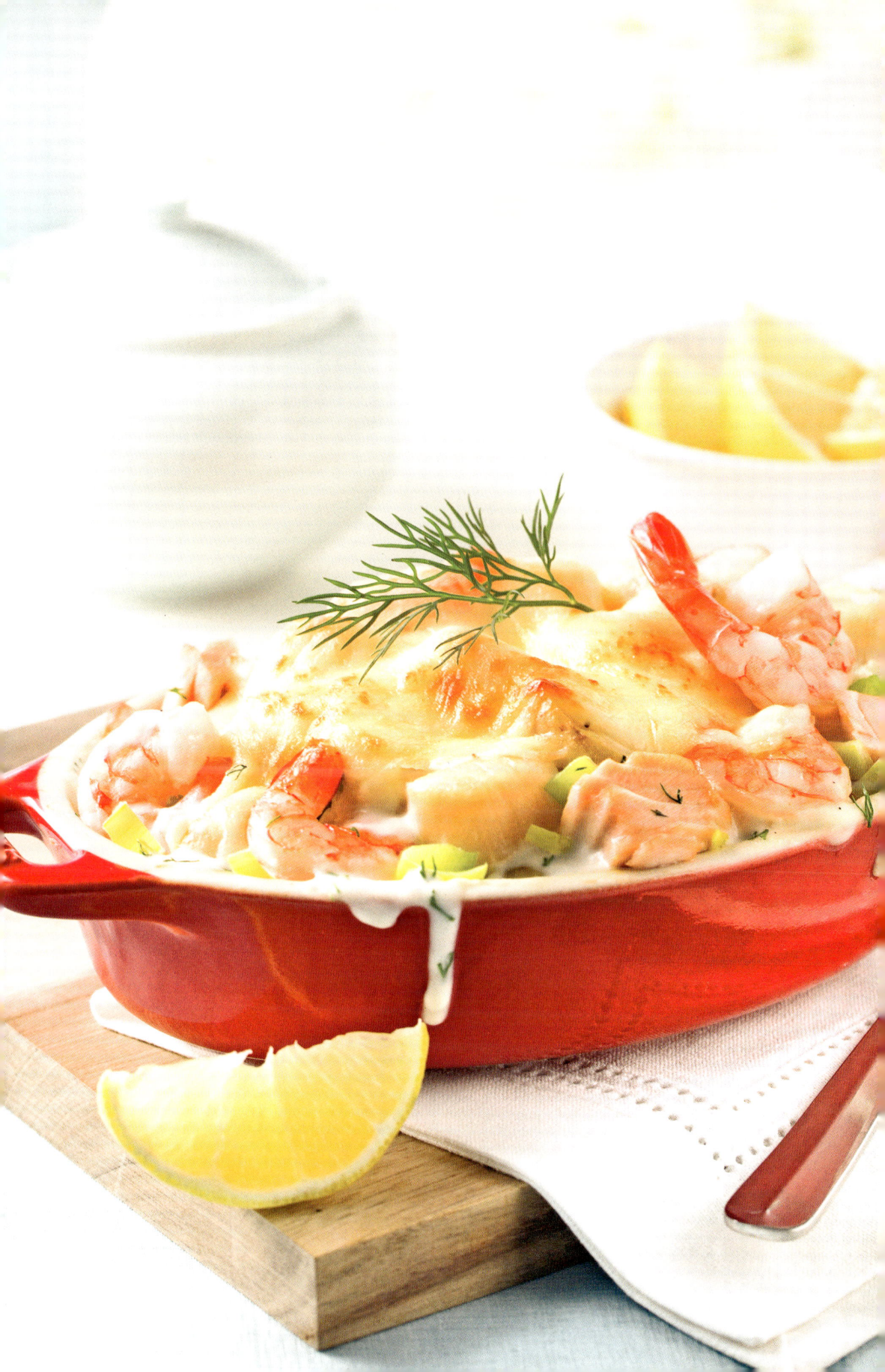

Escalopes de veau aux tomates séchées et fromage fondu

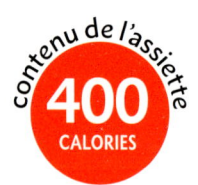

conteu de l'assiette
400
CALORIES

Préparation : 15 minutes — **Cuisson :** 8 minutes — **Quantité :** 4 portions

15 ml	(1 c. à soupe) de beurre
4	escalopes de veau de lait de 120 g (environ ¼ de lb) chacune
	Sel et poivre au goût
2	oignons émincés
80 ml	(⅓ de tasse) de tomates séchées émincées
10 ml	(2 c. à thé) de thym haché
6 à 8	tranches de provolone
	—

1. Dans une poêle allant au four, faire fondre le beurre à feu moyen. Cuire les escalopes 2 minutes de chaque côté. Saler et poivrer. Réserver dans une assiette.

2. Dans la même poêle, faire revenir les oignons de 2 à 3 minutes. Ajouter les tomates séchées et le thym. Remuer.

3. Déposer les escalopes sur une plaque de cuisson tapissée de papier parchemin. Répartir la préparation aux tomates séchées sur les escalopes. Garnir de fromage. Faire dorer au four de 2 à 3 minutes à la position « gril » (*broil*).

—

PAR PORTION	
Calories	329
Protéines	37 g
Matières grasses	15 g
Glucides	11 g
Fibres	2 g
Fer	2 mg
Calcium	348 mg
Sodium	564 mg

J'aime avec...

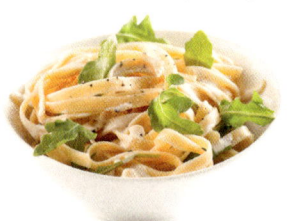

Fettucines crémeux à la roquette

Par portion : 71 calories

Cuire 2 paquets de fettucines de tofu (de type Shirataki) de 226 g chacun selon les indications de l'emballage. Égoutter. Dans la même casserole, porter à ébullition à feu moyen 125 ml (½ tasse) de sauce au fromage. Ajouter les pâtes et 500 ml (2 tasses) de roquette. Saler, poivrer et remuer.

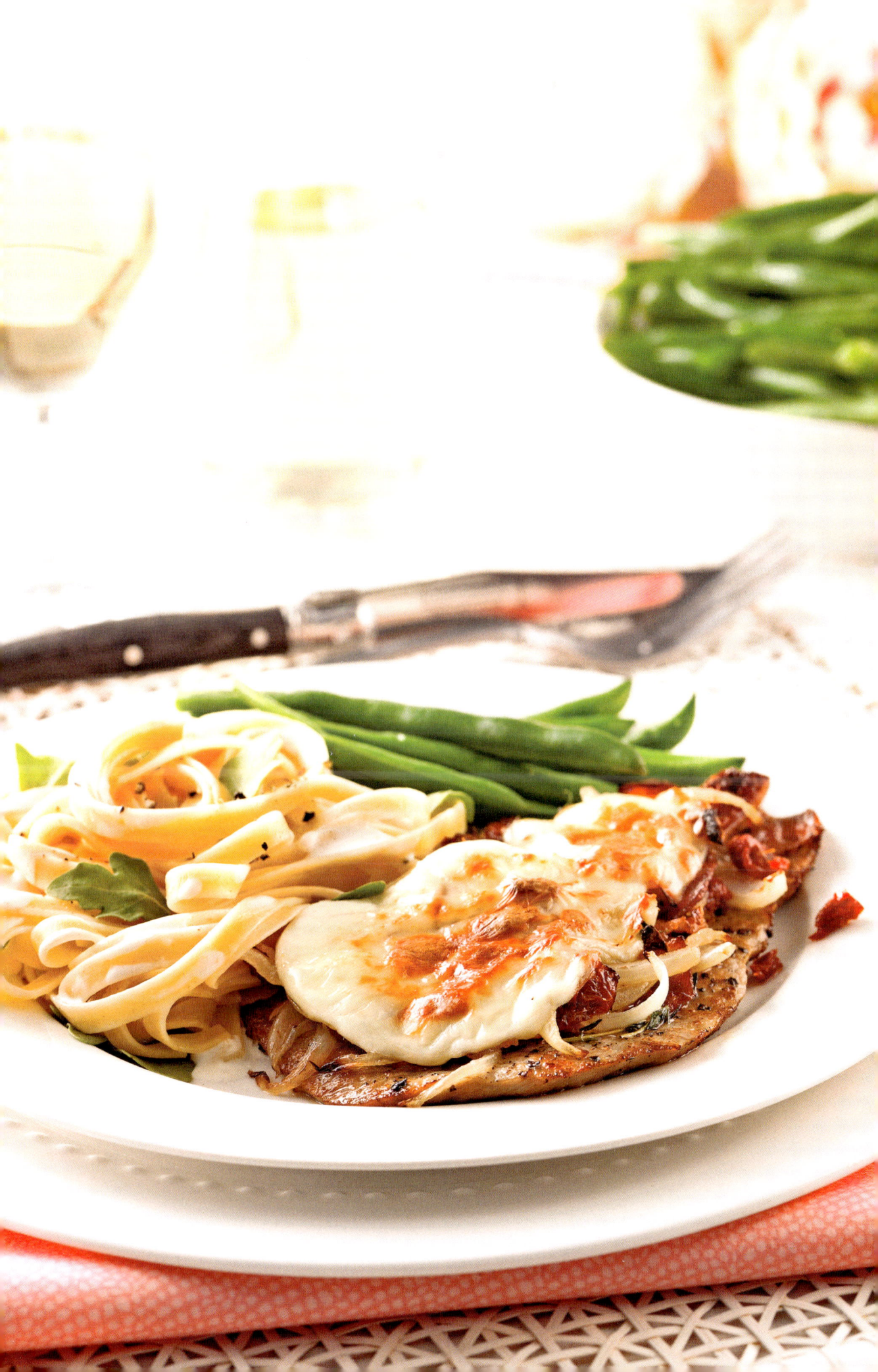

Ragoût de boulettes traditionnel

Préparation : 45 minutes — **Cuisson** : 10 minutes — **Quantité** : de 4 à 6 portions

PAR PORTION	
Calories	352
Protéines	29 g
Matières grasses	23 g
Glucides	4 g
Fibres	0,5 g
Fer	2 mg
Calcium	25 mg
Sodium	240 mg

15 ml   (1 c. à soupe) de farine

15 ml   (1 c. à soupe) de farine grillée

250 ml   (1 tasse) de bouillon de bœuf

Pour les boulettes :

908 g   (2 lb) de porc haché

1   oignon haché

60 ml   (¼ de tasse) de persil haché

1,25 ml   (¼ de c. à thé) de cannelle

1,25 ml   (¼ de c. à thé) de muscade

1,25 ml   (¼ de c. à thé) de clous de girofle moulus

Sel et poivre au goût

—

1. Dans un bol, mélanger les ingrédients des boulettes. Façonner 32 boulettes en utilisant environ 30 ml (2 c. à soupe) de préparation pour chacune d'elles.

2. Déposer les boulettes sur une plaque de cuisson couverte d'une feuille de papier d'aluminium. Faire dorer au four 3 minutes de chaque côté à la position « gril » (*broil*). Retirer du four et réserver.

3. Délayer les farines dans le bouillon de bœuf. Verser dans une casserole et porter à ébullition en remuant.

4. Ajouter les boulettes. Laisser mijoter 10 minutes à feu doux-moyen.

—

LE SAVIEZ-VOUS ?
—

Les secrets du ragoût de boulettes

Plat à base de restes de viande dont les origines remontent au Moyen-Âge, le ragoût de boulettes est aujourd'hui habituellement composé de bœuf et de porc hachés mijotés dans une sauce. C'est cette dernière, préparée avec de la farine grillée, des clous de girofle et de la cannelle, qui lui donne son goût unique. Petit truc pour une version moins grasse : filtrez la sauce, placez-la de 2 à 3 heures au frais, puis retirez le gras qui aura figé en surface.

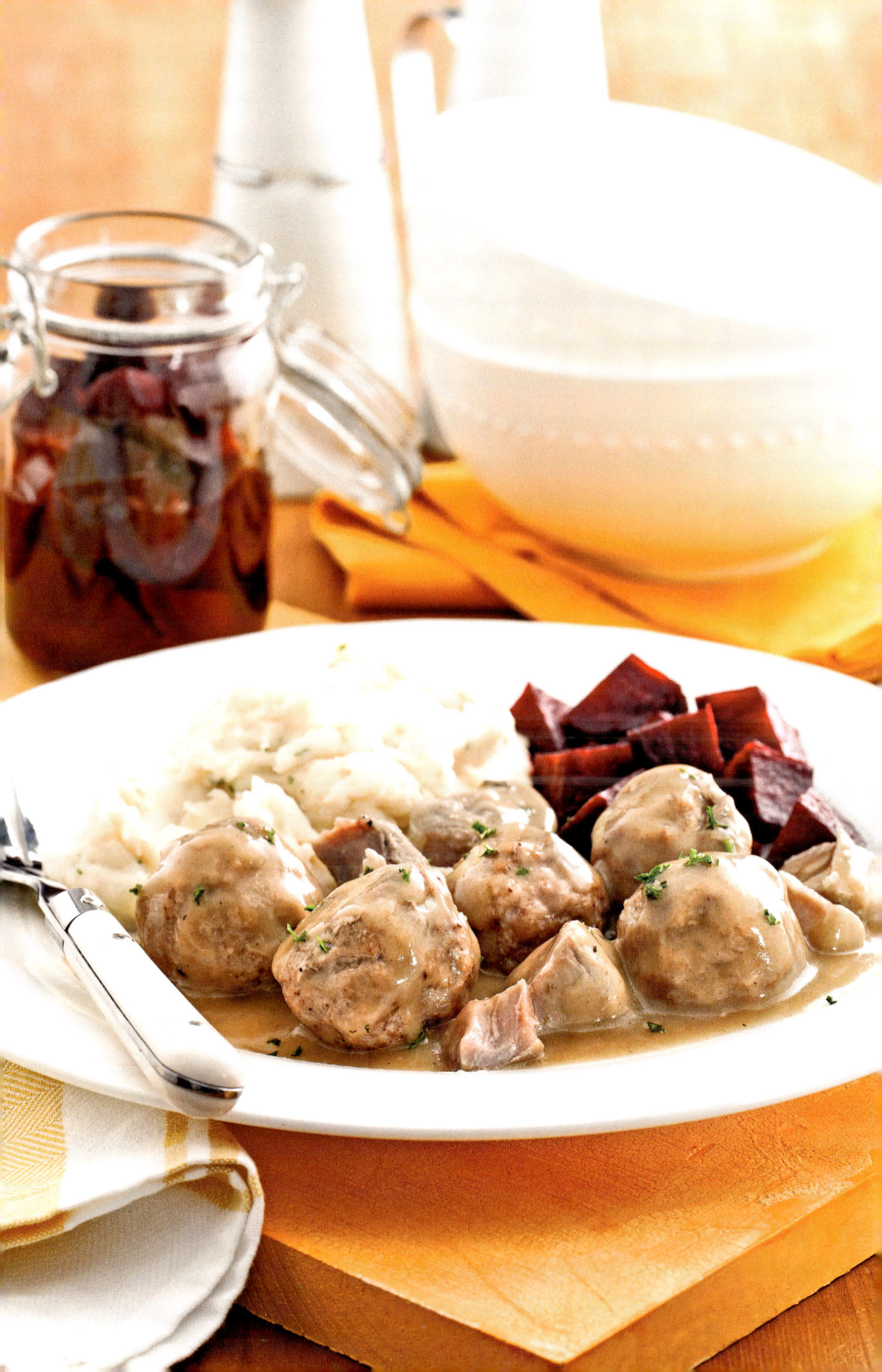

Courge spaghetti et haricots verts gratinés

Préparation : 20 minutes — Cuisson : 10 minutes — Quantité : 4 portions

1	courge spaghetti
250 g	(environ ½ lb) de haricots verts coupés en morceaux
20	tomates raisins coupées en deux
2,5 ml	(½ c. à thé) de cumin
45 ml	(3 c. à soupe) d'huile d'olive
60 ml	(¼ de tasse) de ciboulette hachée
375 ml	(1 ½ tasse) de Monterey Jack râpé

—

1. Couper la courge spaghetti en deux sur la longueur, puis enlever les filaments et les graines. Cuire au micro-ondes de 10 à 12 minutes. Prélever la chair à l'aide d'une fourchette.

2. Pendant ce temps, cuire les haricots 5 minutes dans une casserole d'eau bouillante salée. Égoutter.

3. Dans un bol, mélanger la courge avec les haricots, les tomates, le cumin, l'huile d'olive et la ciboulette. Saler et poivrer.

4. Transférer la préparation dans un plat de cuisson carré de 20 cm (8 po). Parsemer de fromage.

5. Faire gratiner de 2 à 3 minutes au four à la position « gril » (*broil*).

—

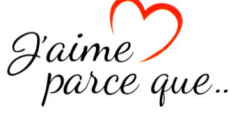
J'aime parce que...

La courge spaghetti remplace bien les féculents

La courge spaghetti est un bon substitut aux pâtes alimentaires, car elle est peu calorique en plus de mener rapidement à la satiété. Source très élevée de fibres (9 g), cette recette permet de combler 37 % de nos besoins quotidiens, ce qui a l'avantage d'être très rassasiant en plus d'aider au bon transit digestif.

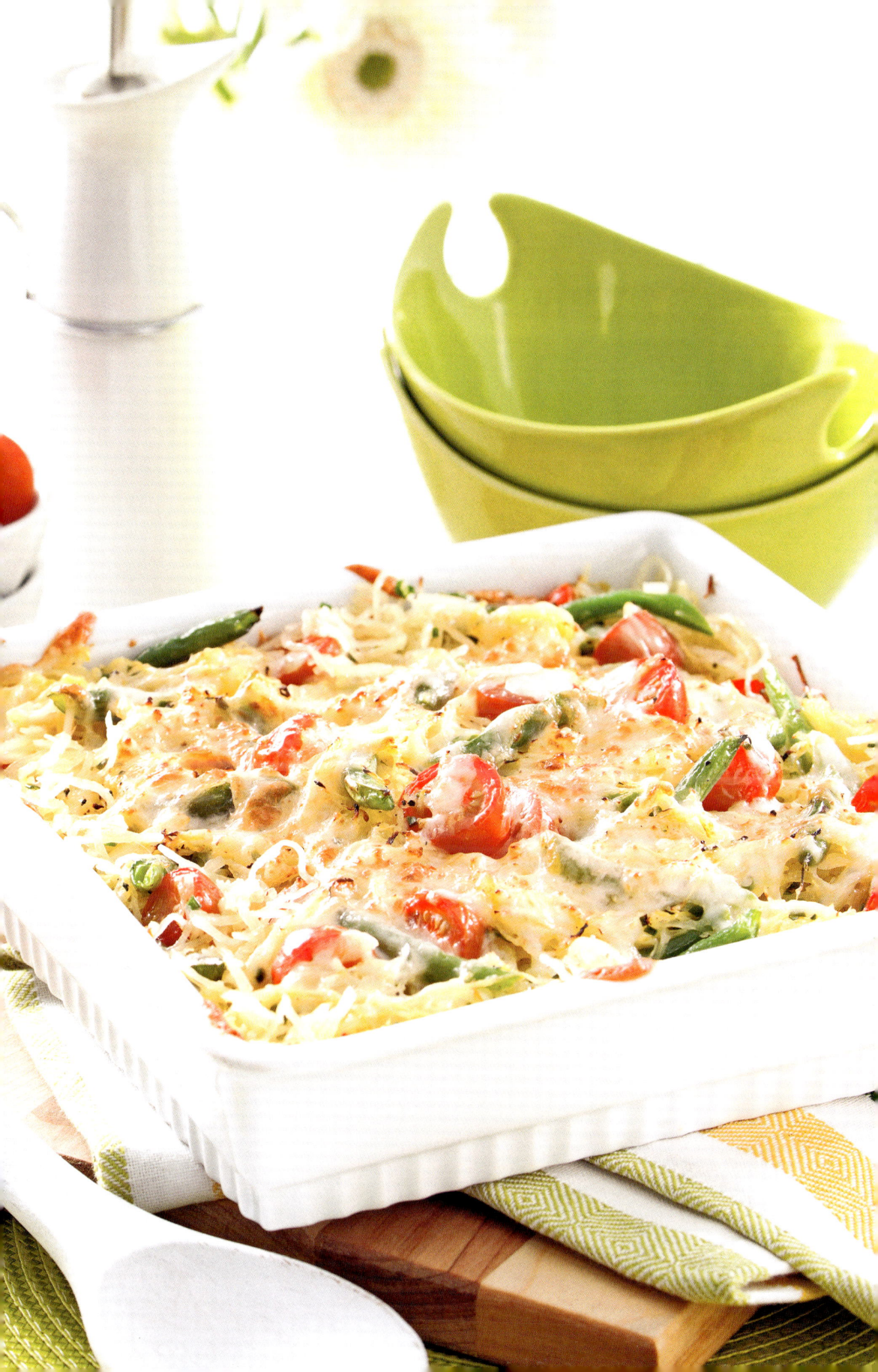

Chaudrée de poisson et crevettes à la thaï

Préparation : 20 minutes — **Cuisson** : 10 minutes — **Quantité** : 4 portions

PAR PORTION	
Calories	363
Protéines	35 g
Matières grasses	16 g
Glucides	18 g
Fibres	3 g
Fer	3 mg
Calcium	72 mg
Sodium	275 mg

450 g	(1 lb) de poisson blanc à chair ferme (voir l'encadré *Le saviez-vous ?*)
15 ml	(1 c. à soupe) d'huile de sésame (non grillé)
1	oignon haché
10 ml	(2 c. à thé) d'ail haché
15 ml	(1 c. à soupe) de gingembre haché
30 ml	(2 c. à soupe) de pâte de cari rouge
5 ml	(1 c. à thé) de curcuma
1 ½	boîte de lait de coco de 400 ml
2	tiges de citronnelle fendues en deux sur la longueur
	Sel au goût
200 g	(environ ½ lb) de crevettes moyennes (calibre 31/40), crues et décortiquées
125 ml	(½ tasse) de maïs en grains
125 ml	(½ tasse) de pois verts
2	tomates coupées en dés
30 ml	(2 c. à soupe) de feuilles de coriandre

1. Couper le poisson en cubes d'environ 2 cm (¾ de po).

2. Dans une casserole, chauffer l'huile à feu moyen. Cuire l'oignon, l'ail et le gingembre de 1 à 2 minutes.

3. Ajouter la pâte de cari et le curcuma. Chauffer 30 secondes, jusqu'à ce que la pâte de cari libère son arôme.

4. Ajouter le lait de coco et les tiges de citronnelle. Saler, puis porter à ébullition.

5. Ajouter le poisson, les crevettes, le maïs, les pois verts et les tomates. Couvrir et laisser mijoter de 6 à 8 minutes à feu doux, jusqu'à ce que la chair du poisson se défasse à la fourchette. Retirer les tiges de citronnelle.

6. Au moment de servir, parsemer de coriandre.

LE SAVIEZ-VOUS ?

Quel type de poisson choisir ?

Pour pocher le poisson, il est préférable d'utiliser des poissons à chair ferme comme l'aiglefin, le flétan, la morue, le vivaneau ou le mahi-mahi. En cuisant, leur chair s'imbibe du bouillon parfumé pour en ressortir mœlleuse et pleine de saveur !

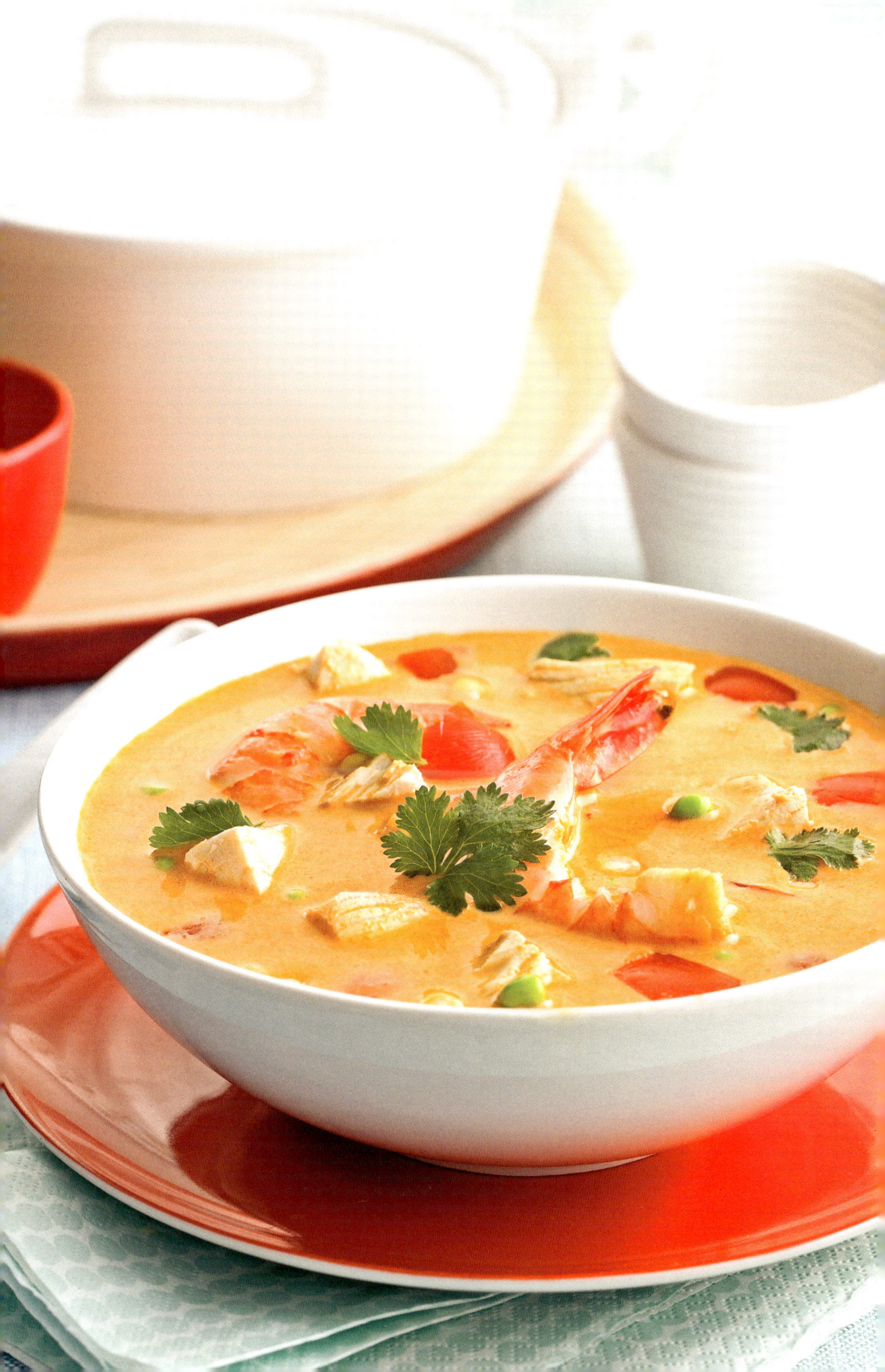

Casserole de pilons de poulet

Préparation : 15 minutes — **Cuisson :** 25 minutes — **Quantité :** 4 portions

30 ml	(2 c. à soupe) d'huile d'olive
8	pilons de poulet sans peau
1	oignon haché
2	patates douces pelées et coupées en cubes
500 ml	(2 tasses) de bouillon de poulet
80 ml	(⅓ de tasse) de vinaigrette italienne
1	tige de thym
200 g	(environ ½ lb) de haricots verts coupés en morceaux

—

1. Dans une casserole, chauffer l'huile à feu moyen. Saisir les pilons 3 minutes de chaque côté.

2. Ajouter l'oignon, les patates douces, le bouillon, la vinaigrette et le thym. Porter à ébullition et cuire de 18 à 20 minutes.

3. Ajouter les haricots et prolonger la cuisson de 5 minutes.

—

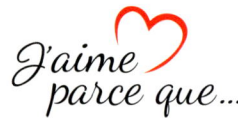 *J'aime parce que...*

C'est un plat complet et santé !

Cette casserole de poulet et légumes est un bon exemple de repas équilibré puisqu'elle inclut trois des quatre groupes du *Guide alimentaire canadien*. Elle contient entre autres de la patate douce, qui est une excellente source de vitamine A et d'antioxydants. De plus, la patate douce est riche en fibres, qui ont le pouvoir de rassasier rapidement. Si vous surveillez votre consommation de gras, pensez à retirer la peau du poulet : vous éliminerez ainsi jusqu'à 10 g (2 c. à thé) de gras et environ de 15 à 20 % du cholestérol par pilon.

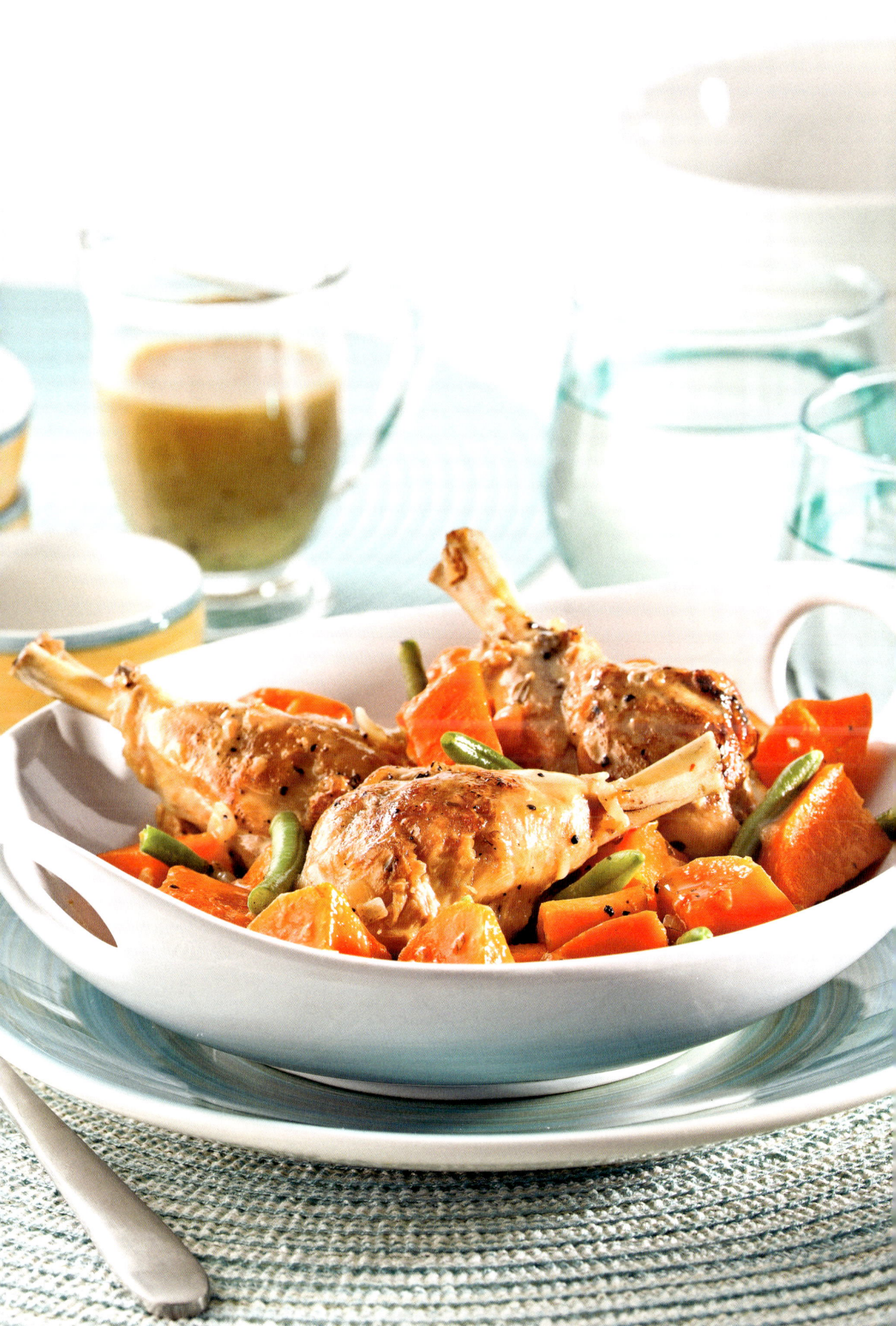

Cubes de bœuf barbecue

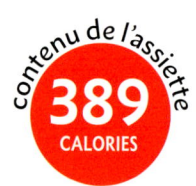

389 CALORIES
contenu de l'assiette

Préparation : 15 minutes — **Cuisson** : 10 minutes — **Quantité** : 4 portions

15 ml	(1 c. à soupe) d'huile de canola
480 g	(environ 1 lb) de cubes de bœuf pour brochettes
1	oignon haché
10 ml	(2 c. à thé) d'ail haché
250 ml	(1 tasse) de sauce barbecue à l'érable
125 ml	(½ tasse) de ketchup
180 ml	(¾ de tasse) de bouillon de bœuf
15 ml	(1 c. à soupe) de paprika

—

1. Dans une poêle, chauffer l'huile à feu moyen. Cuire les cubes de bœuf de 2 à 3 minutes en remuant. Retirer de la poêle et réserver dans une assiette.

2. Dans la même poêle, cuire l'oignon et l'ail 1 minute.

3. Ajouter la sauce barbecue, le ketchup, le bouillon et le paprika. Porter à ébullition, puis laisser mijoter de 5 à 8 minutes à feu moyen.

4. Remettre les cubes de bœuf dans la poêle et prolonger la cuisson de 2 minutes.

—

PAR PORTION	
Calories	330
Protéines	26 g
Matières grasses	8 g
Glucides	37 g
Fibres	2 g
Fer	3 mg
Calcium	36 mg
Sodium	1 308 mg

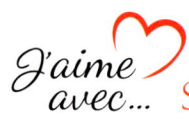

J'aime avec...

Salade pommes et choux de Bruxelles

Par portion : 59 calories

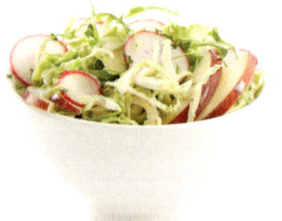

Dans un saladier, mélanger 80 ml (⅓ de tasse) de yogourt grec nature 0 % avec ½ concombre anglais râpé, 60 ml (¼ de tasse) de persil haché et 45 ml (3 c. à soupe) de jus de citron. Émincer 2 pommes, 250 g (environ ½ lb) de choux de Bruxelles et 6 radis. Déposer dans le saladier, puis mélanger. Saler et poivrer.

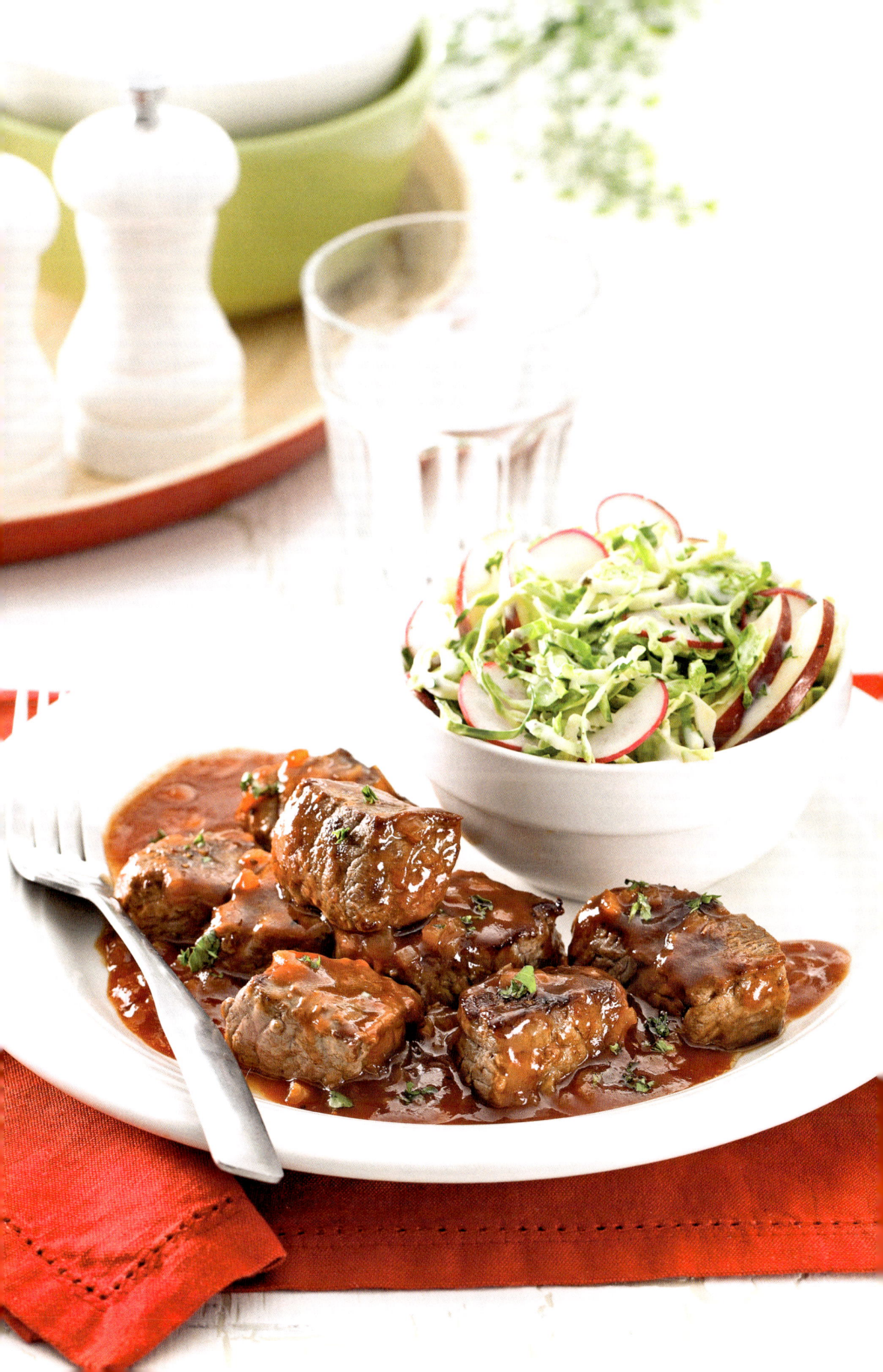

Osso buco de porc

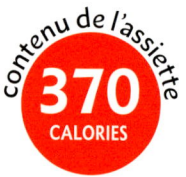

contenu de l'assiette
370
CALORIES

Préparation: 20 minutes — **Cuisson:** 1 heure 30 minutes
Quantité: 4 portions

60 ml	(¼ de tasse) de farine
4	tranches de jarret de porc de 150 g (⅓ de lb) chacune
30 ml	(2 c. à soupe) d'huile d'olive
	Sel et poivre au goût
250 ml	(1 tasse) de vin blanc
500 ml	(2 tasses) de sauce tomate
30 ml	(2 c. à soupe) de zestes d'orange
5 ml	(1 c. à thé) de graines de cumin
10 ml	(2 c. à thé) de thym haché

—

1. Préchauffer le four à 190 °C (375 °F).

2. Fariner les jarrets de porc.

3. Dans une cocotte ou dans une casserole allant au four, chauffer l'huile à feu moyen. Saisir les jarrets 2 minutes de chaque côté. Réserver dans une assiette. Saler et poivrer.

4. Dans la cocotte, porter à ébullition le vin et la sauce tomate en raclant les parois à l'aide d'une cuillère en bois afin de détacher les sucs de cuisson.

5. Remettre les jarrets dans la cocotte et ajouter le reste des ingrédients. Couvrir et cuire au four 1 heure 30 minutes, jusqu'à ce que la viande se défasse à la fourchette.

—

PAR PORTION	
Calories	276
Protéines	22 g
Matières grasses	9 g
Glucides	14 g
Fibres	3 g
Fer	3 mg
Calcium	42 mg
Sodium	745 mg

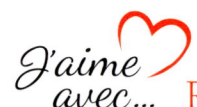
J'aime avec...

Riz au citron

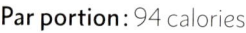

Par portion: 94 calories

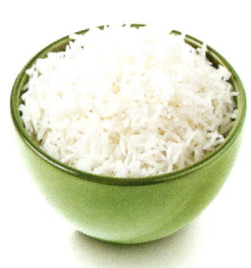

Rincer 125 ml (½ tasse) de riz à l'eau froide. Déposer dans une casserole avec 250 ml (1 tasse) d'eau salée. Couvrir et cuire à feu doux de 18 à 20 minutes. Dans une poêle, chauffer 15 ml (1 c. à soupe) d'huile d'olive à feu moyen. Faire revenir ½ oignon haché de 1 à 2 minutes. Ajouter le riz, 30 ml (2 c. à soupe) de persil haché et 15 ml (1 c. à soupe) de zestes de citron. Saler et poivrer.

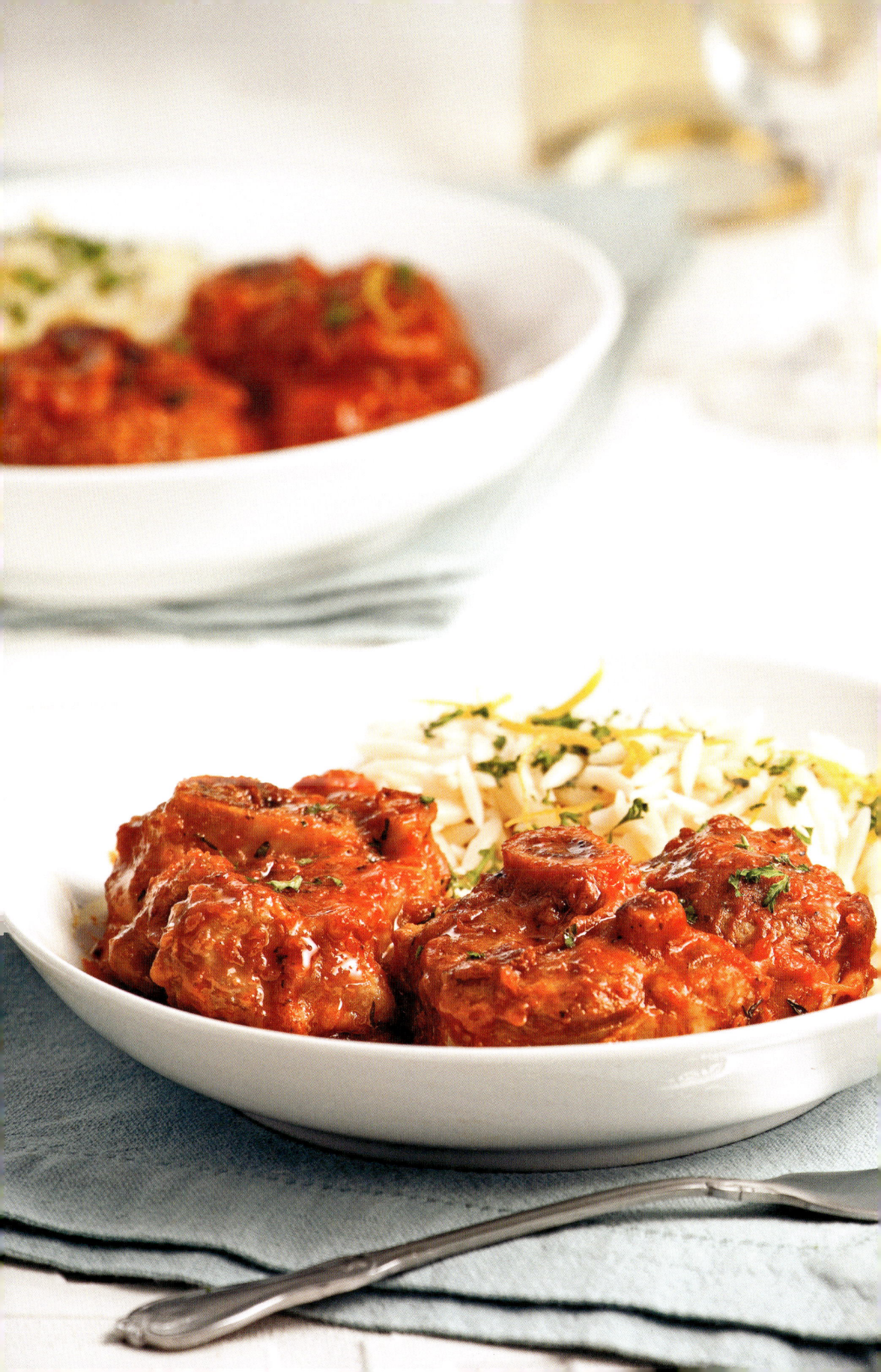

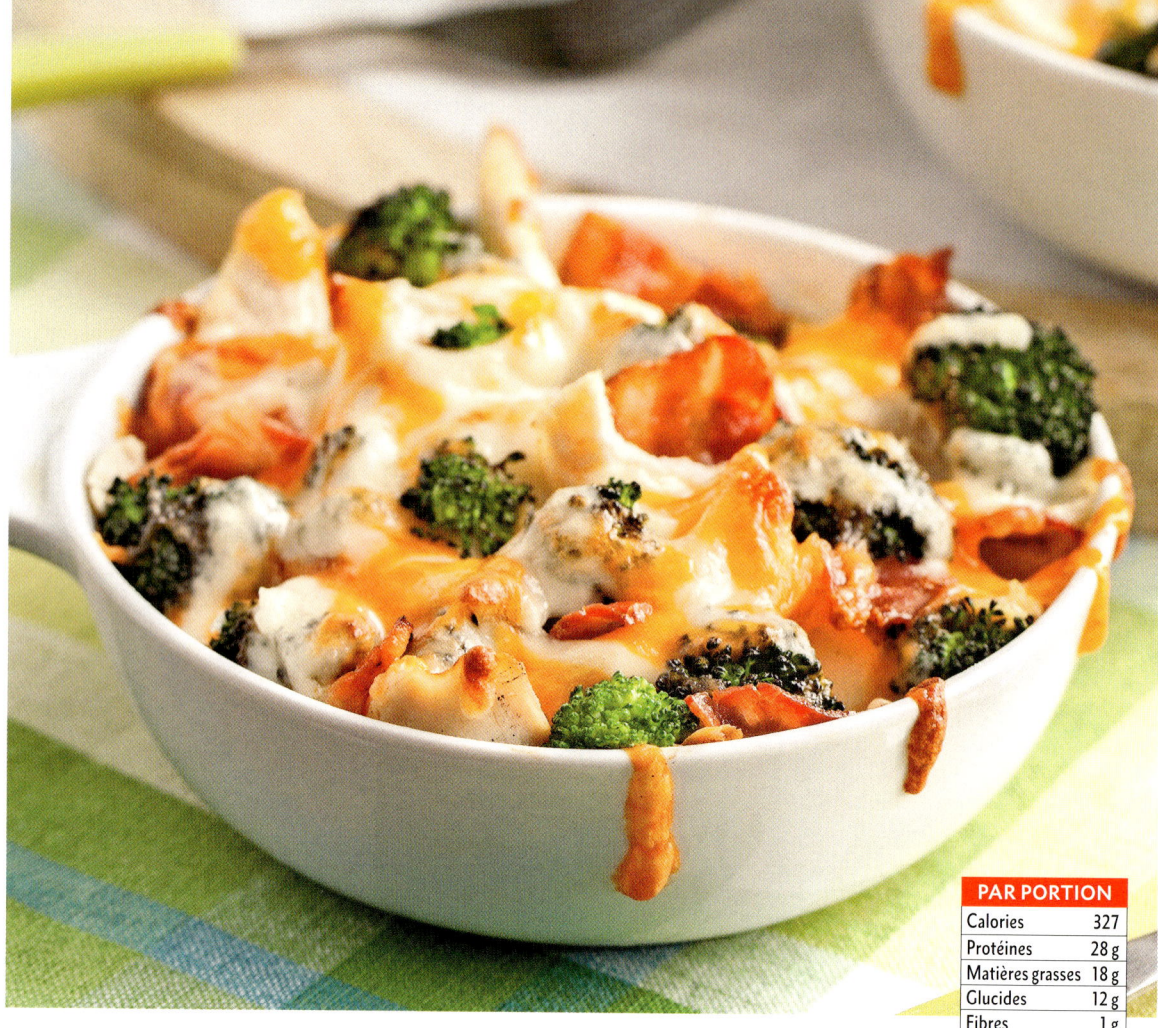

PAR PORTION	
Calories	327
Protéines	28 g
Matières grasses	18 g
Glucides	12 g
Fibres	1 g
Fer	1 mg
Calcium	221 mg
Sodium	969 mg

Cassolette de poulet et brocoli, sauce au fromage

Préparation: 20 minutes — **Cuisson:** 20 minutes — **Quantité:** 6 portions

375 ml (1 ½ tasse) de brocoli coupé en petits bouquets

625 ml (2 ½ tasses) de sauce au fromage

375 ml (1 ½ tasse) de poulet cuit et effiloché

8 tranches de bacon cuites et coupées en morceaux

45 ml (3 c. à soupe) de ciboulette émincée

250 ml (1 tasse) de cheddar marbré faible en gras râpé

—

1. Préchauffer le four à 205 °C (400 °F).

2. Dans une casserole d'eau bouillante salée, blanchir le brocoli 3 minutes. Égoutter.

3. Dans la même casserole, chauffer la sauce au fromage à feu doux-moyen. Incorporer le brocoli, le poulet, le bacon et la ciboulette.

4. Beurrer six ramequins, puis y répartir la préparation. Garnir de fromage.

5. Cuire au four de 20 à 25 minutes.

—

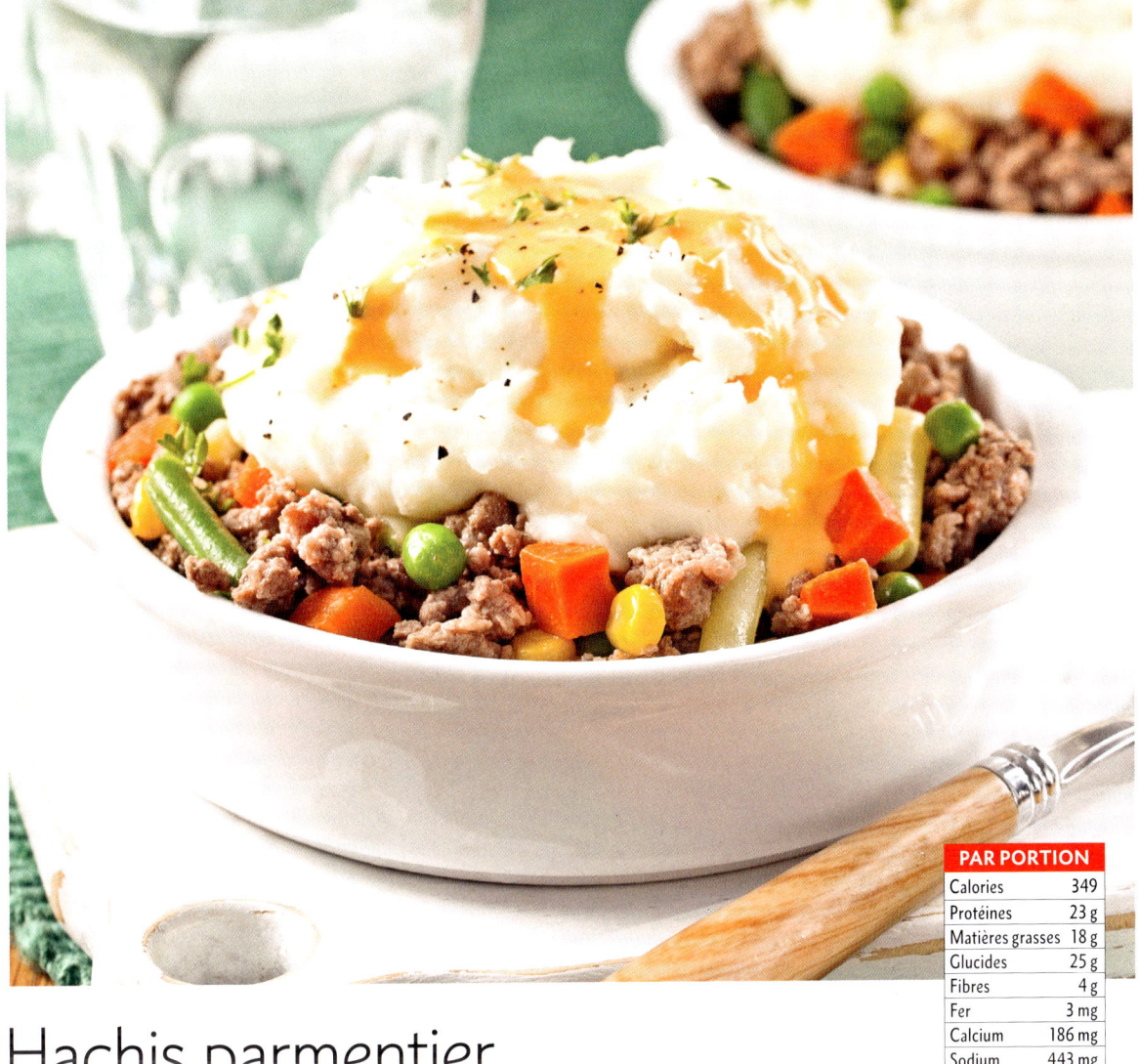

PAR PORTION	
Calories	349
Protéines	23 g
Matières grasses	18 g
Glucides	25 g
Fibres	4 g
Fer	3 mg
Calcium	186 mg
Sodium	443 mg

Hachis parmentier au fromage

Préparation : 15 minutes — **Cuisson :** 20 minutes — **Quantité :** de 4 à 6 portions

4 à 5	pommes de terre pelées et coupées en cubes
125 ml	(½ tasse) de lait 1 % chaud
15 ml	(1 c. à soupe) d'ail haché
	Sel et poivre au goût
15 ml	(1 c. à soupe) d'huile d'olive
450 g	(1 lb) de bœuf haché maigre
500 ml	(2 tasses) de macédoine de légumes surgelés
60 ml	(¼ de tasse) de persil haché
125 ml	(½ tasse) de tartinade de fromage fondu

—

1. Préchauffer le four à 205 °C (400 °F).

2. Déposer les pommes de terre dans une casserole, couvrir d'eau froide et saler. Porter à ébullition, puis cuire de 15 à 20 minutes. Égoutter, puis réduire en purée avec le lait chaud et l'ail. Saler et poivrer. Réserver.

3. Dans une poêle, chauffer l'huile à feu moyen. Cuire le bœuf haché de 3 à 4 minutes.

4. Ajouter la macédoine de légumes et cuire de 5 à 6 minutes. Saler et poivrer. Ajouter le persil.

5. Beurrer un plat de cuisson de 20 cm (8 po) et y répartir la préparation. Couvrir de purée de pommes de terre. Cuire au four de 20 à 25 minutes.

6. Au moment de servir, faire fondre la tartinade de fromage au micro-ondes, puis en napper chacune des portions.

—

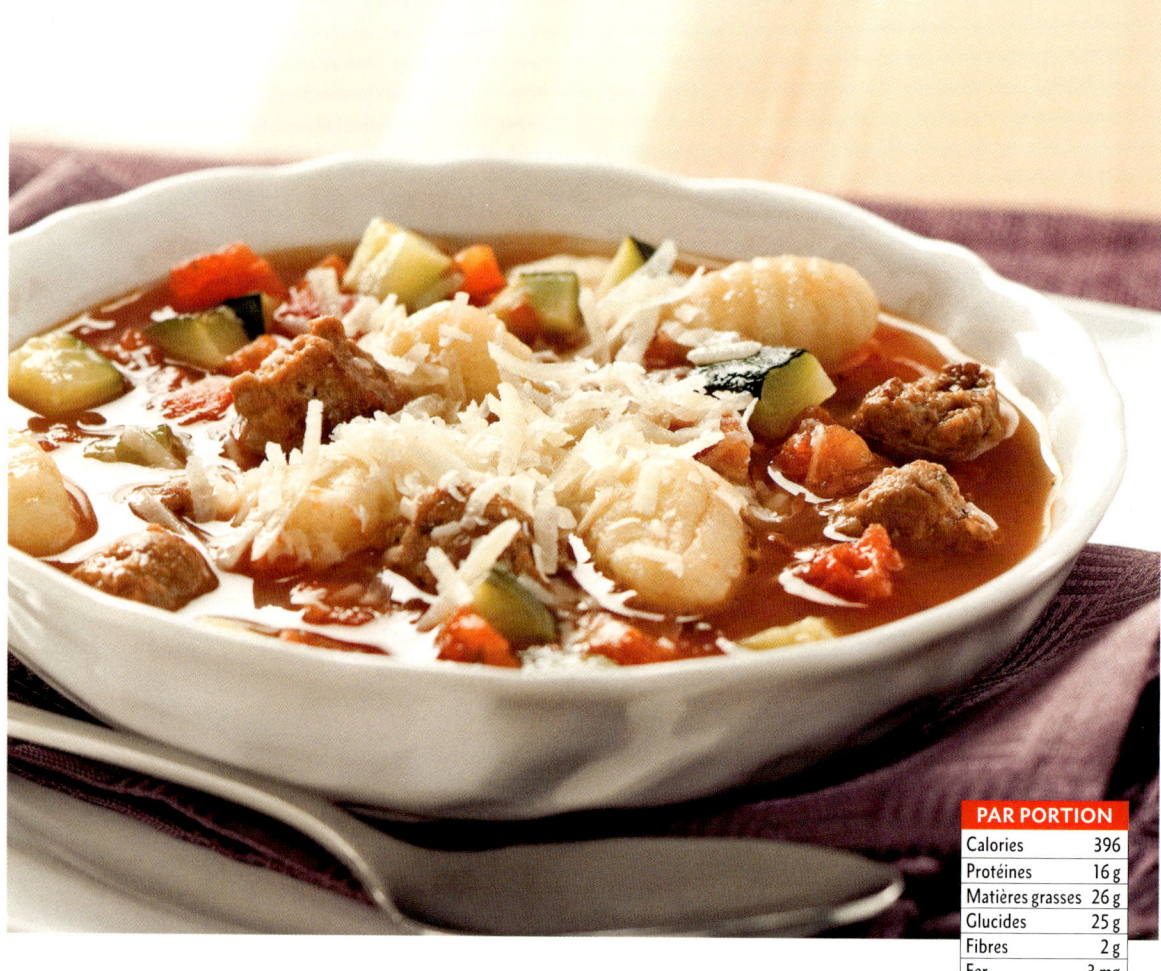

PAR PORTION	
Calories	396
Protéines	16 g
Matières grasses	26 g
Glucides	25 g
Fibres	2 g
Fer	3 mg
Calcium	163 mg
Sodium	1 336 mg

Soupe-repas express aux saucisses italiennes et gnocchis

Préparation : 15 minutes — **Cuisson :** 15 minutes — **Quantité :** 6 portions

4	(environ 375 g) de saucisses italiennes
30 ml	(2 c. à soupe) d'huile d'olive
1	boîte de tomates en dés avec épices italiennes de 796 ml
1	courgette coupée en dés
1 litre	(4 tasses) de bouillon de poulet
1	paquet de gnocchis de 250 g
80 ml	(⅓ de tasse) de parmesan râpé

—

1. Retirer la membrane des saucisses.

2. Dans une casserole, chauffer l'huile à feu moyen. Saisir la chair des saucisses de 2 à 3 minutes, en la défaisant à l'aide d'une cuillère en bois.

3. Ajouter les tomates, la courgette et le bouillon. Porter à ébullition. Couvrir et laisser mijoter 10 minutes à feu moyen.

4. Ajouter les gnocchis. Cuire de 2 à 3 minutes, jusqu'à ce que les gnocchis remontent à la surface.

5. Au moment de servir, saupoudrer de parmesan.

—

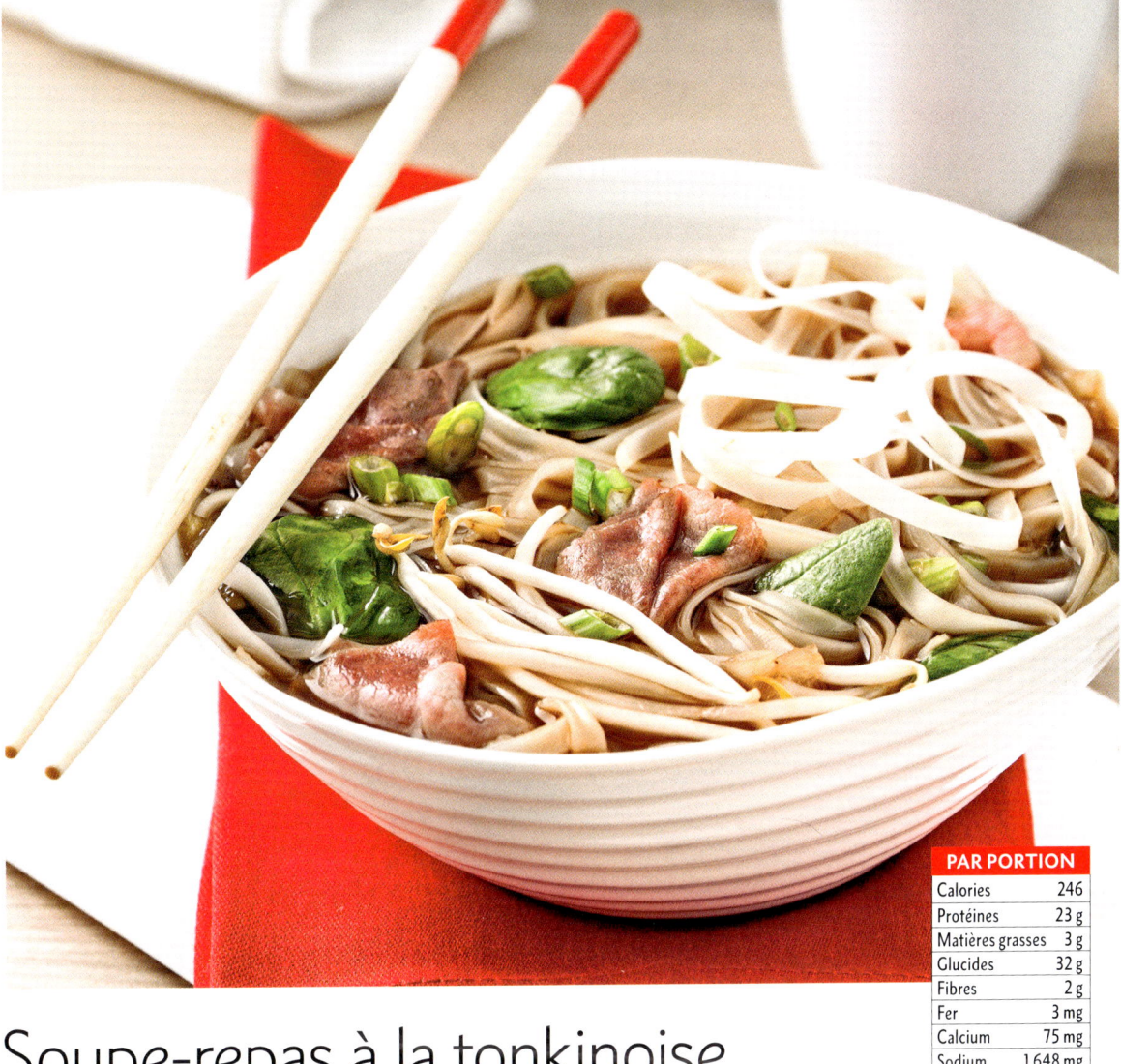

PAR PORTION	
Calories	246
Protéines	23 g
Matières grasses	3 g
Glucides	32 g
Fibres	2 g
Fer	3 mg
Calcium	75 mg
Sodium	1 648 mg

Soupe-repas à la tonkinoise

Préparation : 15 minutes — Cuisson : 15 minutes — Quantité : 4 portions

Pour le bouillon :

1,5 litre	(6 tasses) de bouillon de bœuf
30 ml	(2 c. à soupe) de gingembre râpé
15 ml	(1 c. à soupe) de sauce de poisson
½	lime (jus)
5 ml	(1 c. à thé) de cassonade
2	gousses d'ail émincées
1	oignon haché
1	anis étoilé
1	pincée de cannelle

Pour la garniture :

115 g	de nouilles de riz larges
225 g	(½ lb) de tranches de bœuf à fondue
60 ml	(¼ de tasse) de coriandre hachée
3	oignons verts hachés
250 ml	(1 tasse) de fèves germées
250 ml	(1 tasse) de bébés épinards

1. Dans une grande casserole, porter à ébullition les ingrédients du bouillon. Couvrir et laisser mijoter de 15 à 20 minutes à feu doux.

2. Pendant ce temps, réhydrater les nouilles de riz selon le mode de préparation indiqué sur l'emballage.

3. Dans chaque bol à soupe, verser le bouillon, puis déposer les nouilles de riz et les ingrédients de la garniture.

Fast-food santé

Ailes de poulet, poutine, poulet pané, pizza, burger : des plats
à éviter à tout prix quand on surveille sa ligne ? Lorsqu'on
les réserve pour les occasions spéciales, ils font du bien.
Cependant, la culpabilité revient vite au galop à peine
la dernière bouchée avalée. La solution ? Piger dans ces
versions saines de vos mets *fast-food* préférés !

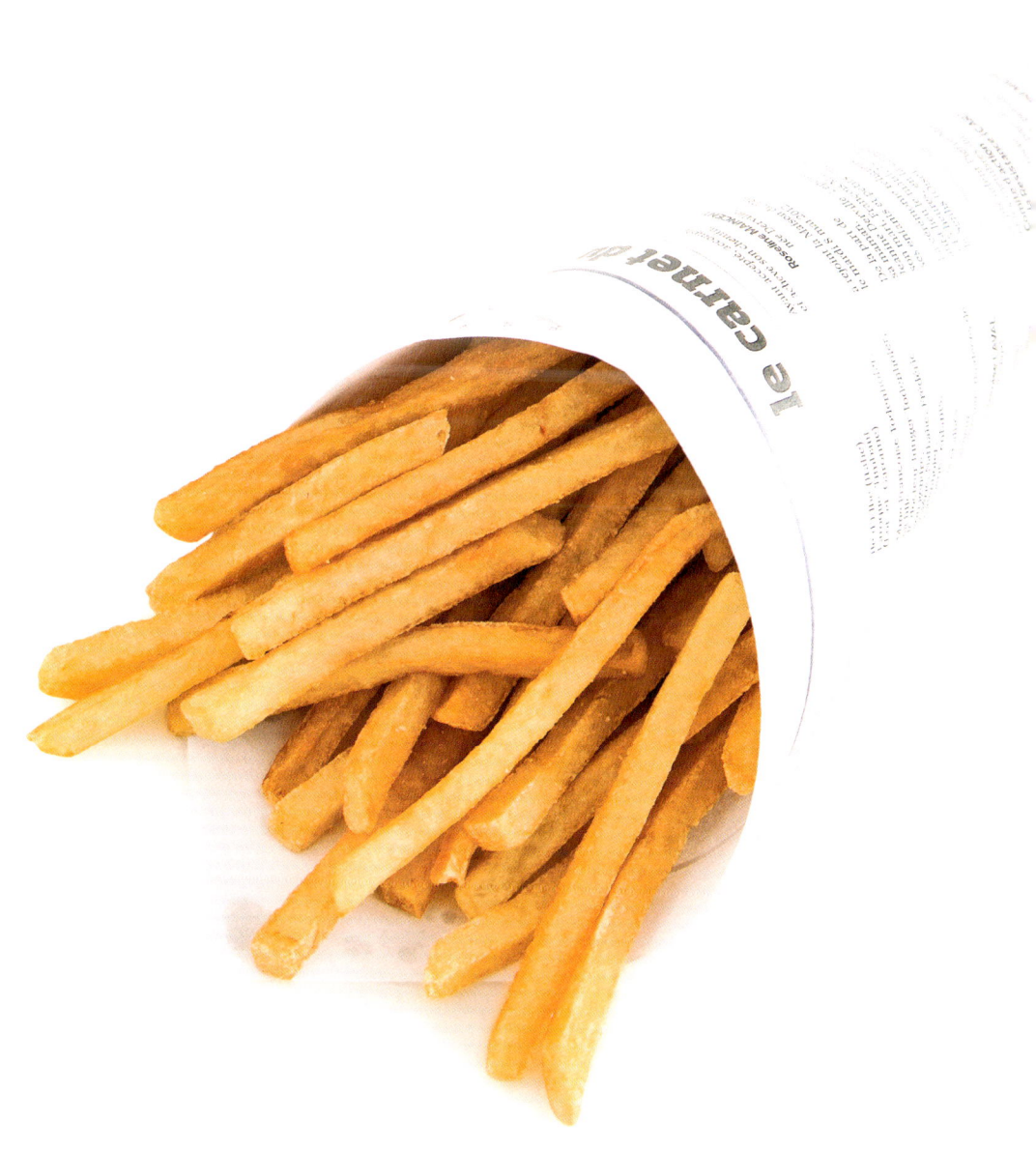

Poutine à l'effiloché de canard confit

Préparation : 40 minutes – **Cuisson** : 25 minutes – **Quantité** : 6 portions

5	grosses pommes de terre à chair jaune
15 ml	(1 c. à soupe) d'huile de canola
2	cuisses de canard confit
	Sel et poivre au goût
200 g	de fromage en grains

Pour la sauce :

30 ml	(2 c. à soupe) de beurre
10 ml	(2 c. à thé) d'ail haché
60 ml	(¼ de tasse) d'échalotes sèches hachées
45 ml	(3 c. à soupe) de farine
500 ml	(2 tasses) de bouillon de bœuf
45 ml	(3 c. à soupe) de ketchup
15 ml	(1 c. à soupe) de cassonade
15 ml	(1 c. à soupe) de sauce Worcestershire
2 à 3	gouttes de tabasco

—

1. Préchauffer le four à 220 °C (425 °F).

2. Peler et couper les pommes de terre en bâtonnets. Déposer dans un bol et mélanger avec l'huile de manière à bien enrober les bâtonnets. Étaler les bâtonnets sur une plaque de cuisson tapissée de papier parchemin, sans les superposer. Cuire au four de 25 à 30 minutes en retournant les bâtonnets à mi-cuisson.

3. Pendant ce temps, préparer la sauce. Dans une casserole, faire fondre le beurre à feu moyen. Cuire l'ail et les échalotes 1 minute. Saupoudrer de farine et remuer. Incorporer le reste des ingrédients de la sauce. Porter à ébullition en remuant constamment. Laisser mijoter à feu doux-moyen 10 minutes. Couvrir et réserver.

4. Chauffer les cuisses de canard au micro-ondes de 2 à 3 minutes, puis effilocher la chair. Saler et poivrer.

5. Répartir les frites dans des bols. Garnir de fromage, de canard confit et de sauce chaude.

—

LE SAVIEZ-VOUS ?

—

Comment préparer des frites croustillantes et moins grasses ?

La cuisson des frites au four est beaucoup moins calorique que celle à la friteuse, mais le résultat final est parfois moins convaincant. Le truc de notre chef consiste à utiliser un bol pour bien enrober les frites d'huile avant la cuisson. À leur sortie du four, épongez le surplus d'huile avec un papier absorbant, puis assaisonnez-les au goût.

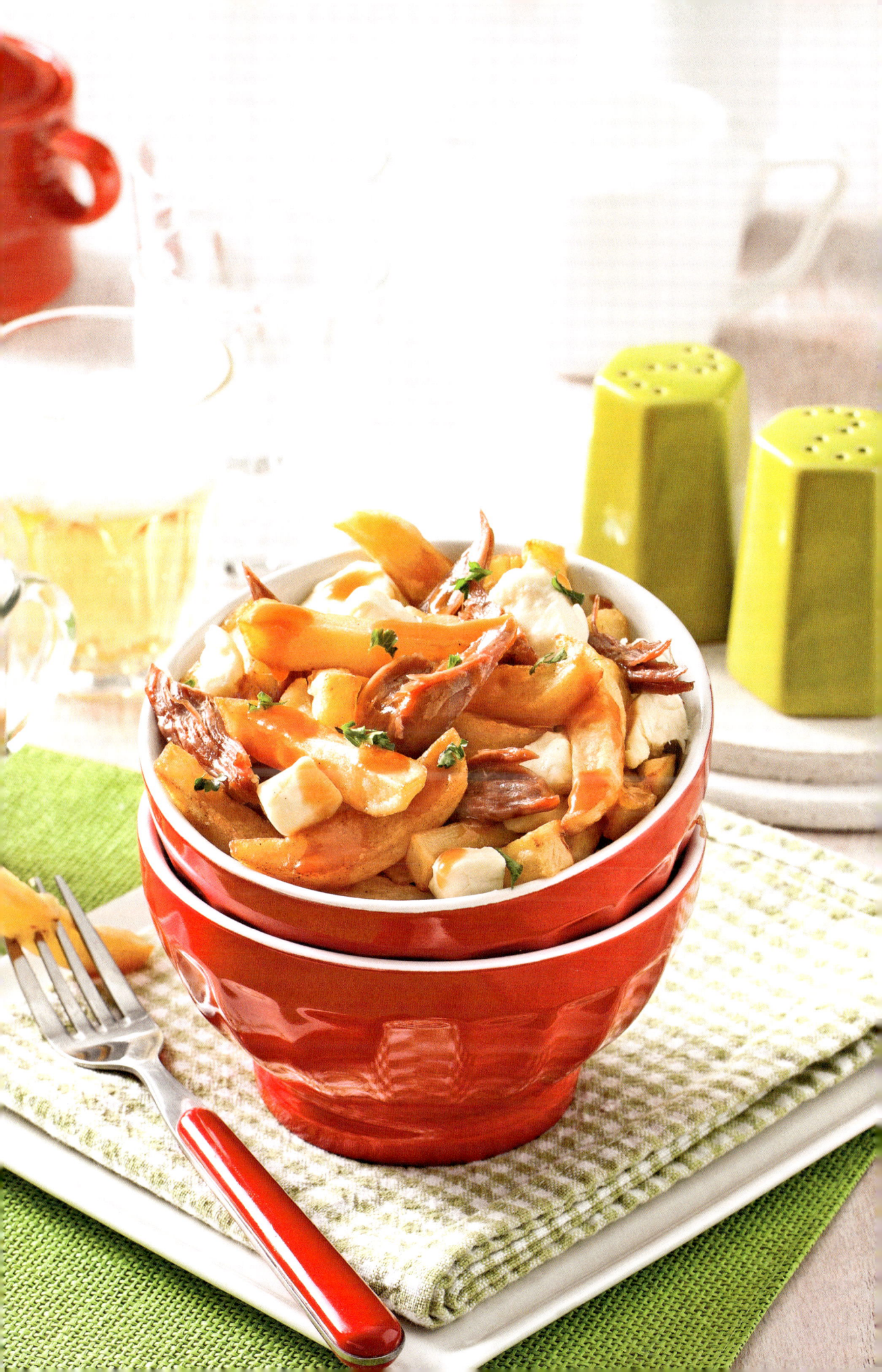

Pizza au poulet
et tomates cerises

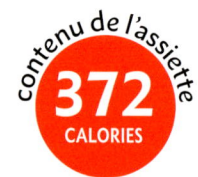

contenu de l'assiette
372
CALORIES

Préparation: 15 minutes — **Cuisson:** 18 minutes — **Quantité:** 4 portions

2	poitrines de poulet sans peau, cuites et émincées
125 ml	(½ tasse) de sauce tomate aux fines herbes
300 g	(⅔ de lb) de pâte à pizza
12	tomates cerises de couleurs variées coupées en deux
½	oignon rouge émincé
250 ml	(1 tasse) de mozzarella légère râpée
30 ml	(2 c. à soupe) de feuilles de basilic

—

1. Préchauffer le four à 205°C (400°F).

2. Déposer le poulet dans un bol et mélanger avec la sauce tomate.

3. Diviser la pâte en deux boules. Sur une surface légèrement farinée, étirer chaque boule en un cercle de 25 cm (10 po) de diamètre.

4. Déposer les cercles de pâte sur des plaques de cuisson couvertes de papier parchemin. Garnir de sauce, de tomates cerises, d'oignon rouge, de poulet et de mozzarella. Cuire au four de 18 à 20 minutes, jusqu'à ce que la pâte soit dorée et le fromage gratiné.

5. À la sortie du four, parsemer de feuilles de basilic.

—

PAR PORTION	
Calories	302
Protéines	25 g
Matières grasses	3 g
Glucides	44 g
Fibres	3 g
Fer	3 mg
Calcium	305 mg
Sodium	765 mg

J'aime avec...

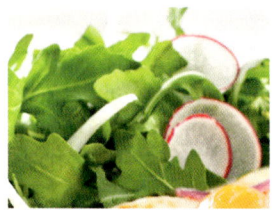

Salade de roquette, radis et fenouil

Par portion: 70 calories

Dans un saladier, mélanger 30 ml (2 c. à soupe) d'huile d'olive avec 15 ml (1 c. à soupe) de jus de citron et 15 ml (1 c. à soupe) d'assaisonnements à l'italienne. Ajouter ½ fenouil émincé, 8 radis émincés et 500 ml (2 tasses) de roquette. Mélanger.

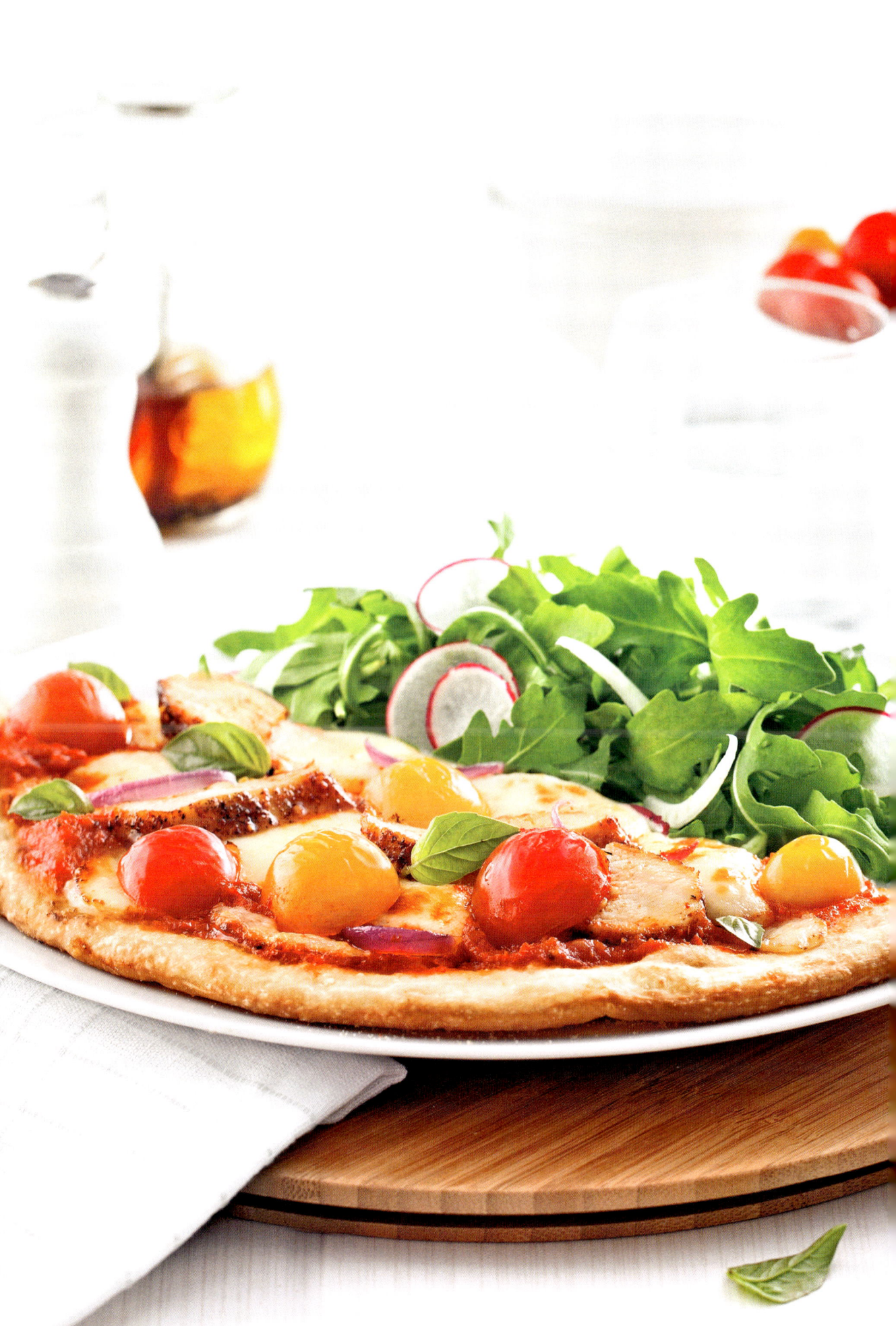

Lanières de poulet
en croûte de couscous
et parmesan

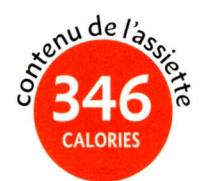

contenu de l'assiette
346
CALORIES

Préparation : 15 minutes — **Cuisson :** 10 minutes — **Quantité :** 6 portions

80 ml	(⅓ de tasse) de farine
2	œufs
180 ml	(¾ de tasse) de couscous
80 ml	(⅓ de tasse) de parmesan râpé
15 ml	(1 c. à soupe) de thym haché
15 ml	(1 c. à soupe) de zestes de citron
3	poitrines de poulet sans peau, coupées en lanières
30 ml	(2 c. à soupe) d'huile de canola
—	

1. Préchauffer le four à 190 °C (375 °F).

2. Préparer trois assiettes creuses. Dans la première, verser la farine. Dans la deuxième, battre les œufs. Dans la troisième, mélanger le couscous avec le parmesan, le thym et les zestes de citron. Fariner les lanières de poulet, les tremper dans les œufs battus, puis les enrober de la préparation au couscous.

3. Dans une poêle allant au four, chauffer l'huile à feu moyen. Cuire les lanières de poulet 1 minute de chaque côté.

4. Terminer la cuisson au four de 10 à 12 minutes, en retournant les lanières de poulet à mi-cuisson, jusqu'à ce que l'intérieur de la chair ait perdu sa teinte rosée.

—

PAR PORTION	
Calories	299
Protéines	28 g
Matières grasses	10 g
Glucides	23 g
Fibres	1 g
Fer	1 mg
Calcium	84 mg
Sodium	160 mg

J'aime avec...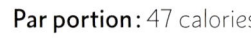

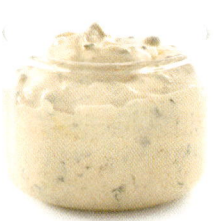

Crème sure au cari et fines herbes

Par portion : 47 calories

Dans un bol, mélanger 180 ml (¾ de tasse) de crème sure légère 5 % avec 5 ml (1 c. à thé) de cari, 15 ml (1 c. à soupe) de ciboulette hachée et 15 ml (1 c. à soupe) d'estragon haché. Saler et poivrer.

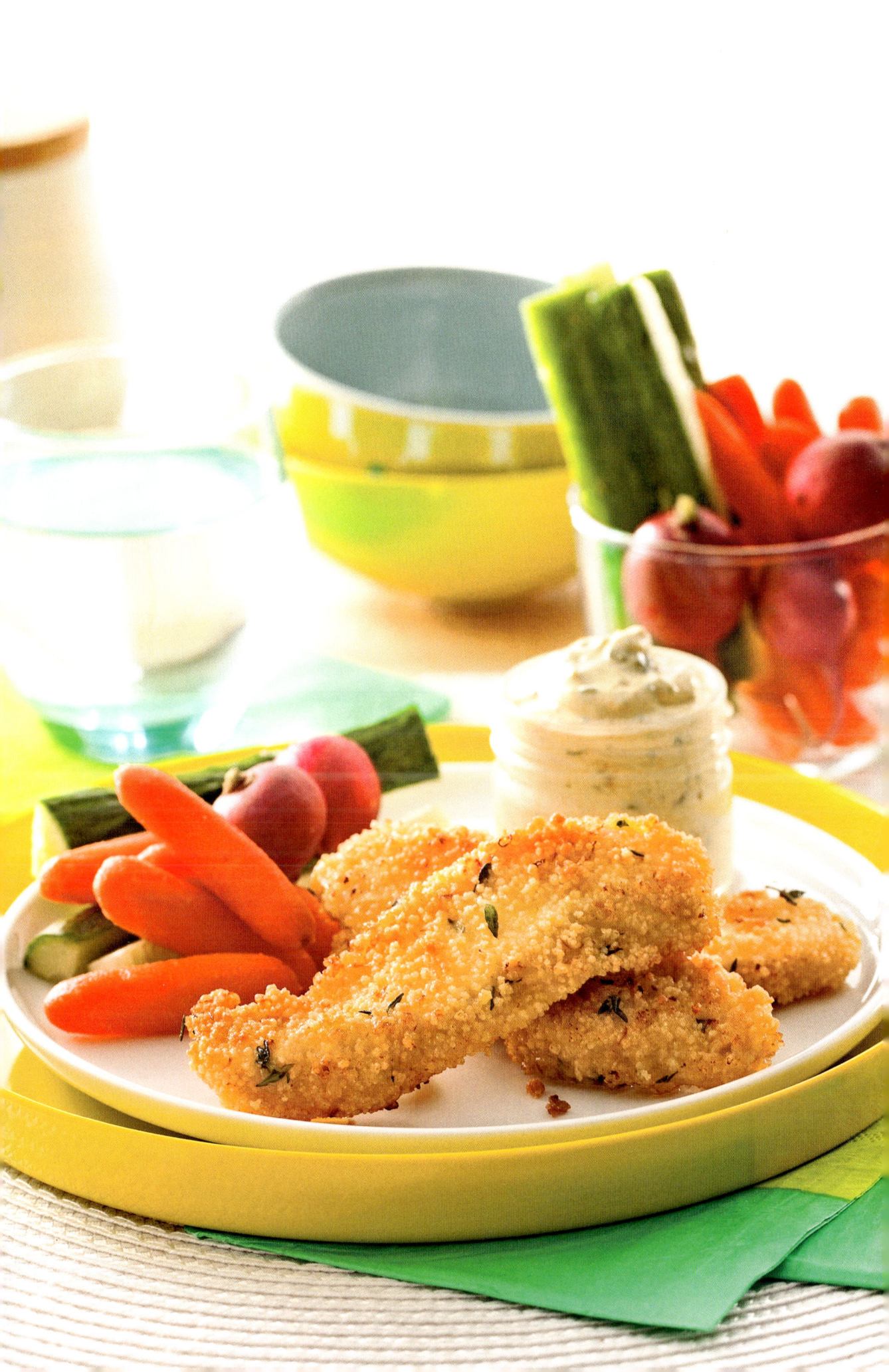

Burgers au veau

Préparation : 20 minutes — Cuisson : 10 minutes — Quantité : 4 portions

½ poivron rouge

½ poivron vert

½ oignon rouge

4 tranches de fromage suisse faible en gras

4 pains à hamburger réduits en calories (de type Weight Watchers)

60 ml (¼ de tasse) de sauce barbecue

Pour les galettes :

400 g (1 lb) de veau haché

45 ml (3 c. à soupe) de persil haché

30 ml (2 c. à soupe) de sauce barbecue

Sel et poivre au goût

—

1. Couper les poivrons, l'oignon rouge et le fromage en petits dés.

2. Dans un bol, mélanger les ingrédients des galettes. Avec la préparation, façonner quatre galettes de 2 cm (¾ de po) d'épaisseur.

3. Dans une poêle antiadhésive, cuire les galettes 5 minutes de chaque côté, jusqu'à ce que l'intérieur de la chair ait perdu sa teinte rosée.

4. Répartir les dés de légumes et de fromage sur les galettes. Poursuivre la cuisson 2 minutes.

5. Diviser les pains en deux. Faire griller 1 minute au four à la position « gril » (*broil*).

6. Étaler la sauce barbecue sur les pains, puis garnir d'une galette.

—

PAR PORTION	
Calories	311
Protéines	29 g
Matières grasses	9 g
Glucides	30 g
Fibres	3 g
Fer	3 mg
Calcium	245 mg
Sodium	594 mg

J'aime avec...

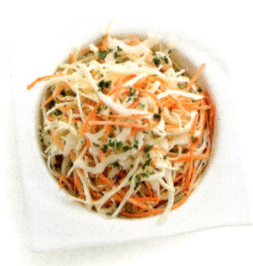

Salade de chou de Savoie

Par portion : 73 calories

Dans un saladier, mélanger 60 ml (¼ de tasse) de mayonnaise « ½ moins de gras » avec 60 ml (¼ de tasse) de crème sure légère 5 %, 15 ml (1 c. à soupe) de jus de citron et 45 ml (3 c. à soupe) de ciboulette hachée. Saler et poivrer. Émincer 1 petit chou de Savoie et râper 3 carottes. Ajouter dans le saladier et remuer. Réfrigérer 30 minutes avant de servir.

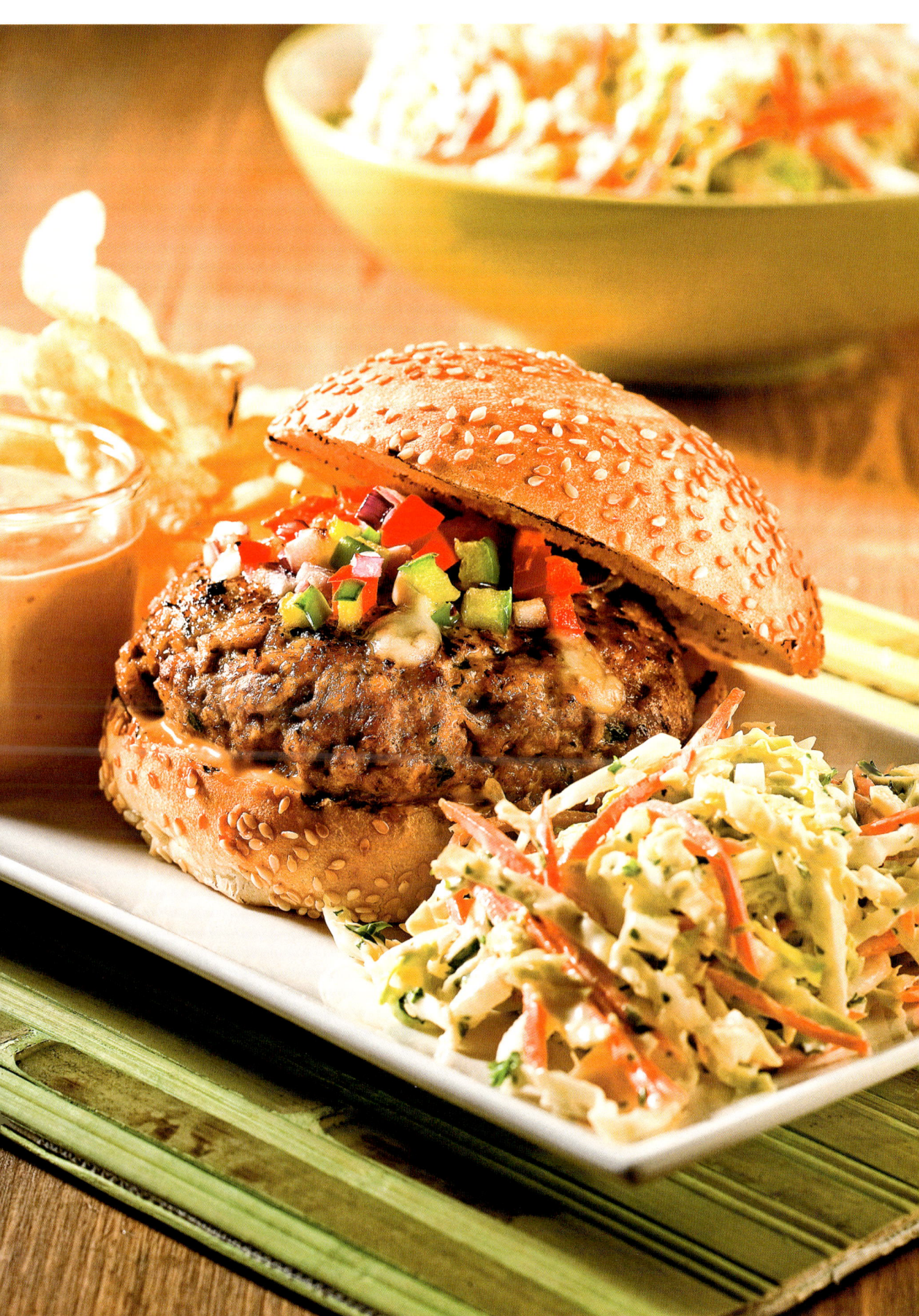

Grilled cheese
au saucisson calabrese

Préparation : 15 minutes — **Cuisson :** 4 minutes — **Quantité :** 4 portions

125 ml	(½ tasse) de crème sure
3	oignons verts émincés
8	tranches de pain belge
60 ml	(¼ de tasse) de beurre ramolli
26	tranches de saucisson calabrese
8	tranches de cheddar jaune faible en gras

—

1. Préchauffer le gril à panini à température moyenne-élevée ou chauffer une poêle anti-adhésive à feu moyen.

2. Dans un bol, mélanger la crème sure avec les oignons verts.

3. Tartiner les tranches de pain d'un seul côté avec le beurre ramolli.

4. Étaler le mélange de crème sure sur le côté non beurré de quatre tranches de pain. Répartir les tranches de saucisson et de cheddar sur les pains. Fermer les sandwichs, côté beurré du pain à l'extérieur.

5. Cuire de 4 à 6 minutes dans le gril ou 2 minutes de chaque côté dans la poêle, jusqu'à ce que le fromage soit fondu et le pain doré.

—

LE SAVIEZ-VOUS ?
—

Quelle est l'origine du saucisson calabrese ?

Le saucisson de Calabre tire son nom d'une région logée dans la pointe sud-ouest de l'Italie. Cette zone montagneuse est la région d'origine du piment qui entre dans la composition du saucisson calabrese sous forme de pâte. La recette traditionnelle inclut aussi l'épaule de porc, le lard et le fenouil sauvage parmi les ingrédients de base. Cette charcuterie italienne à saveur épicée est fermentée, puis séchée à l'air. On peut entre autres la servir en hors-d'œuvre sur du pain, l'incorporer dans un ragoût ou l'utiliser pour rehausser un sandwich.

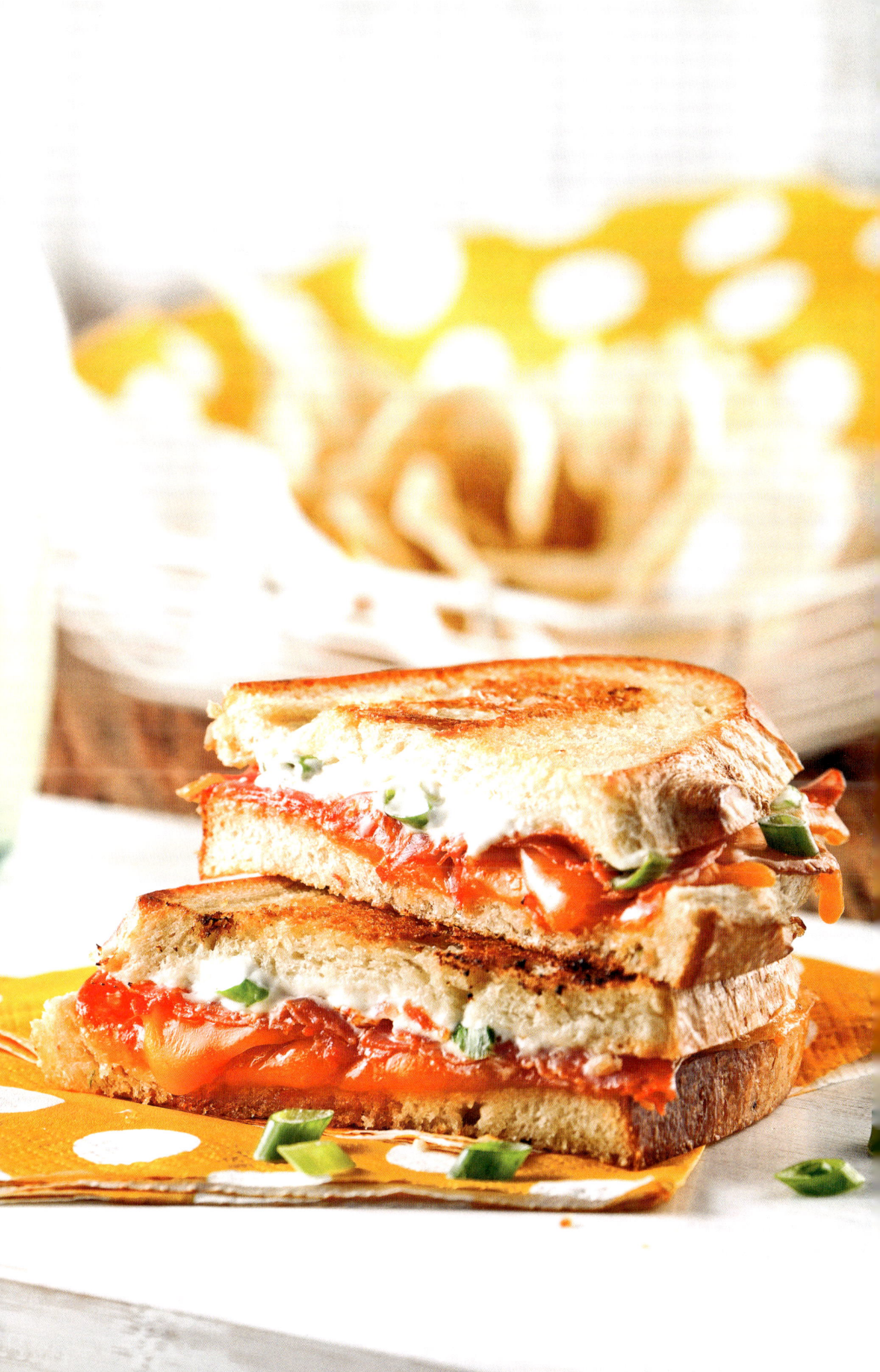

Poulet croustillant à l'érable et citron

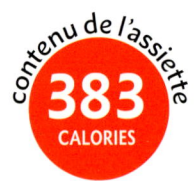

contenu de l'assiette
383 CALORIES

Préparation : 15 minutes — **Marinage :** 30 minutes (facultatif)
Cuisson : 40 minutes — **Quantité :** 4 portions

45 ml	(3 c. à soupe) de sirop d'érable
15 ml	(1 c. à soupe) de jus de citron
15 ml	(1 c. à soupe) de zestes de citron
4	cuisses de poulet sans peau entières ou coupées en deux
250 ml	(1 tasse) de chapelure panko
5 ml	(1 c. à thé) d'assaisonnements pour poulet
5 ml	(1 c. à thé) de paprika fumé
80 ml	(⅓ de tasse) de farine
2	œufs

—

1. Dans un bol, mélanger le sirop d'érable avec le jus et les zestes de citron. Ajouter les cuisses de poulet dans le bol et, si désiré, laisser mariner 30 minutes au frais.

2. Dans un autre bol, mélanger la chapelure panko avec les assaisonnements pour poulet et le paprika fumé.

3. Au moment de la cuisson, préchauffer le four à 190°C (375°F). Égoutter le poulet et jeter la marinade.

4. Préparer deux assiettes creuses. Dans la première, verser la farine. Dans la seconde, battre les œufs. Fariner les cuisses de poulet, les tremper dans les œufs battus, puis les enrober du mélange de chapelure.

5. Déposer les cuisses de poulet sur une plaque de cuisson tapissée d'une feuille de papier parchemin. Cuire au four de 40 à 45 minutes, jusqu'à ce que l'intérieur de la chair ait perdu sa teinte rosée.

—

PAR PORTION	
Calories	328
Protéines	32 g
Matières grasses	8 g
Glucides	31 g
Fibres	1 g
Fer	3 mg
Calcium	50 mg
Sodium	163 mg

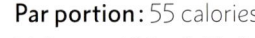

J'aime avec...

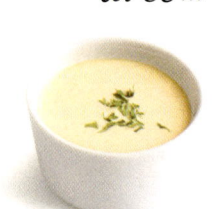

Trempette au yogourt, cari et érable

Par portion : 55 calories

Mélanger 180 ml (¾ de tasse) de yogourt grec nature 0 % avec 30 ml (2 c. à soupe) de sirop d'érable, 5 ml (1 c. à thé) d'ail haché et 5 ml (1 c. à thé) de cari.

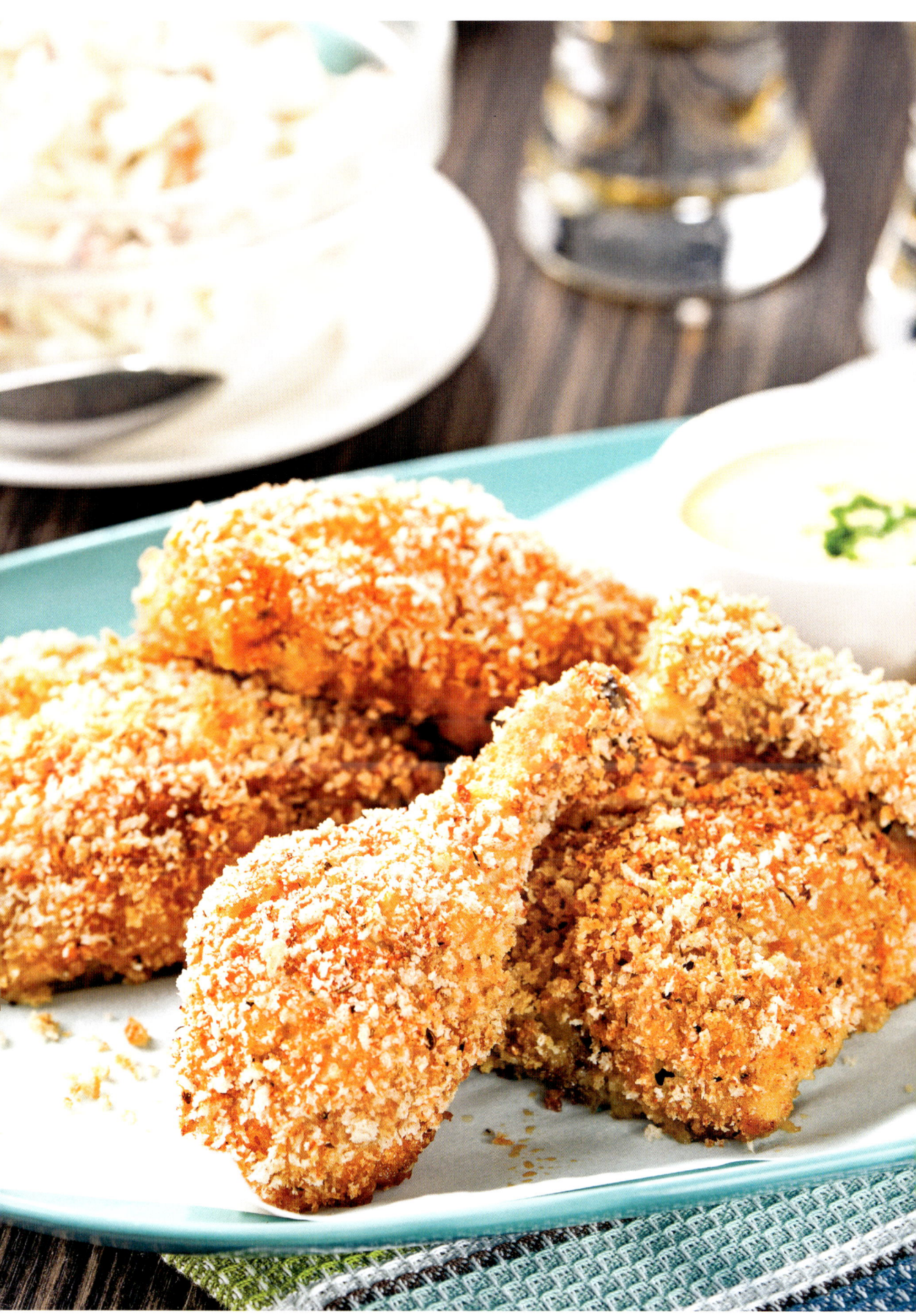

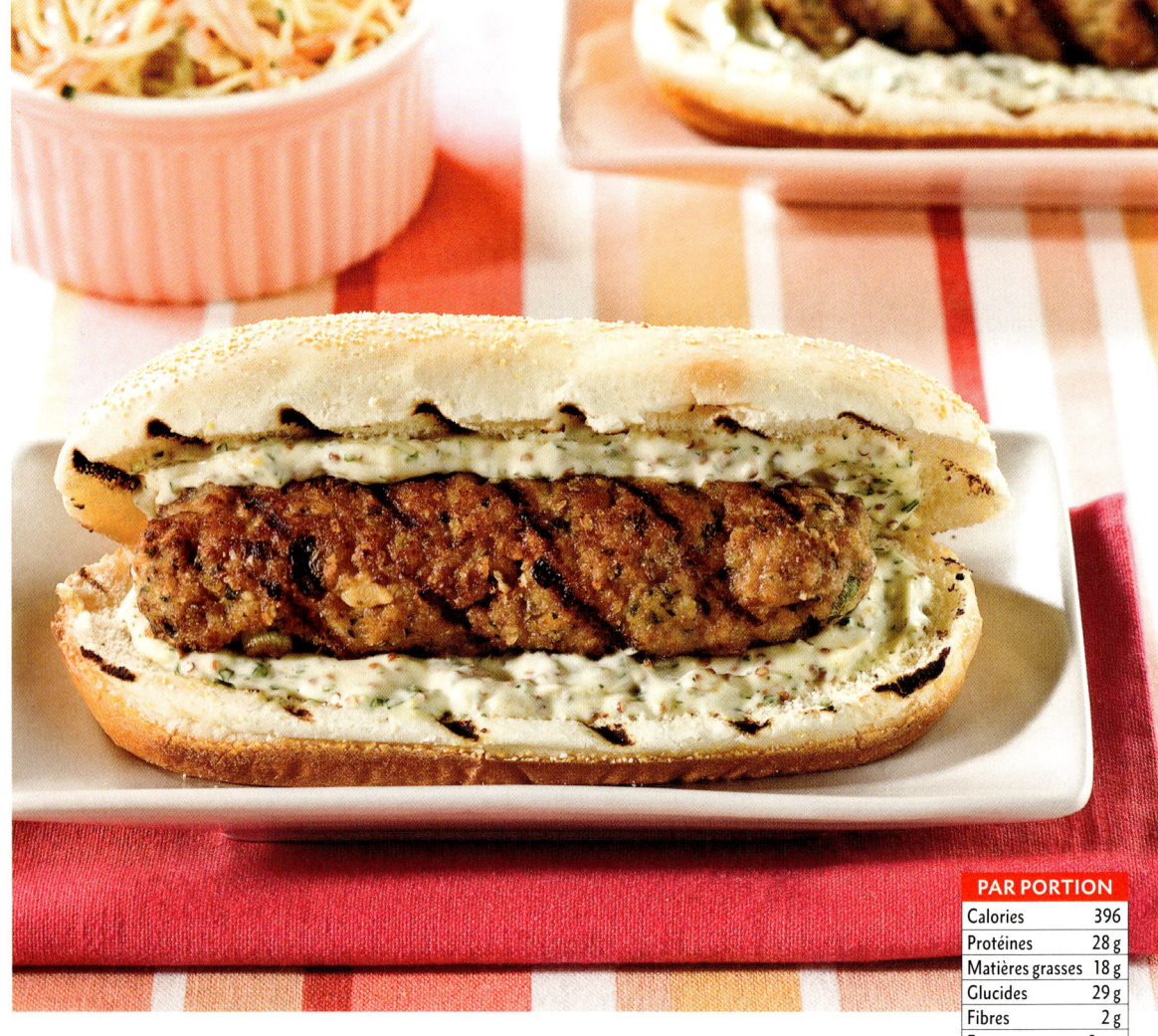

PAR PORTION	
Calories	396
Protéines	28 g
Matières grasses	18 g
Glucides	29 g
Fibres	2 g
Fer	3 mg
Calcium	140 mg
Sodium	399 mg

Burgers de porc version hot dog

Préparation : 15 minutes — **Cuisson :** 6 minutes — **Quantité :** 4 portions

4 pains à hot dog

Pour les burgers :

400 g (environ 1 lb) de porc haché maigre

60 ml (¼ de tasse) de chapelure nature

30 ml (2 c. à soupe) de ciboulette hachée

10 ml (2 c. à thé) d'ail haché

2 oignons verts émincés

Sel et poivre au goût

Pour la sauce :

125 ml (½ tasse) de yogourt grec nature 0 %

15 ml (1 c. à soupe) de moutarde à l'ancienne

15 ml (1 c. à soupe) de persil haché

5 ml (1 c. à thé) d'ail haché

Sel et poivre au goût

—

1. Dans un bol, mélanger les ingrédients des burgers. Avec le mélange, façonner quatre saucisses de la longueur des pains.

2. Dans une poêle antiadhésive, cuire les saucisses de 3 à 4 minutes de chaque côté.

3. Dans un autre bol, mélanger les ingrédients de la sauce.

4. Faire dorer les pains de 1 à 2 minutes au four à la position « gril » (*broil*).

5. Tartiner les pains de sauce, puis garnir chacun d'eux d'une saucisse.

—

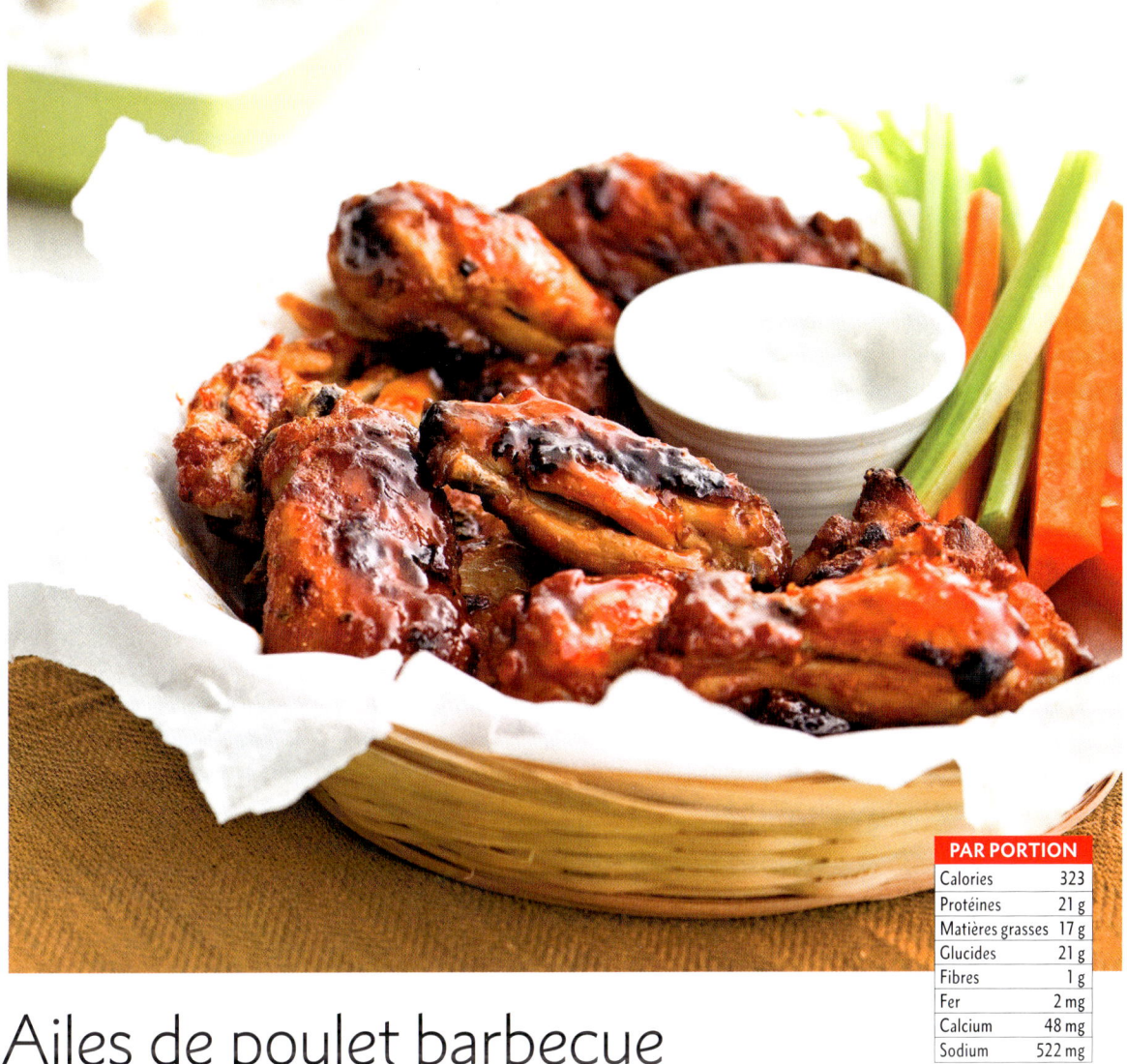

PAR PORTION	
Calories	323
Protéines	21 g
Matières grasses	17 g
Glucides	21 g
Fibres	1 g
Fer	2 mg
Calcium	48 mg
Sodium	522 mg

Ailes de poulet barbecue

Préparation : 15 minutes — Marinage : 1 heure — Cuisson : 30 minutes — Quantité : 4 portions

24	ailes de poulet

Pour la marinade :

125 ml	(½ tasse) de ketchup
60 ml	(¼ de tasse) de cassonade
30 ml	(2 c. à soupe) de sauce Worcestershire
15 ml	(1 c. à soupe) de poudre d'oignons
5 ml	(1 c. à thé) de poudre d'ail
5 ml	(1 c. à thé) de paprika
2,5 ml	(½ c. à thé) d'origan haché
2,5 ml	(½ c. à thé) de thym haché
	Sel et poivre au goût

—

1. Préchauffer le four à 205 °C (400 °F).

2. Dans un bol, mélanger les ingrédients de la marinade.

3. Ajouter les ailes de poulet dans le bol et bien les enrober de marinade. Faire mariner de 1 à 2 heures au frais.

4. Dans un grand plat de cuisson, déposer les ailes de poulet et la marinade.

5. Cuire au four 30 minutes, en retournant les ailes à mi-cuisson.

6. Régler le four à la position « gril » (*broil*) et poursuivre la cuisson de 2 à 3 minutes.

—

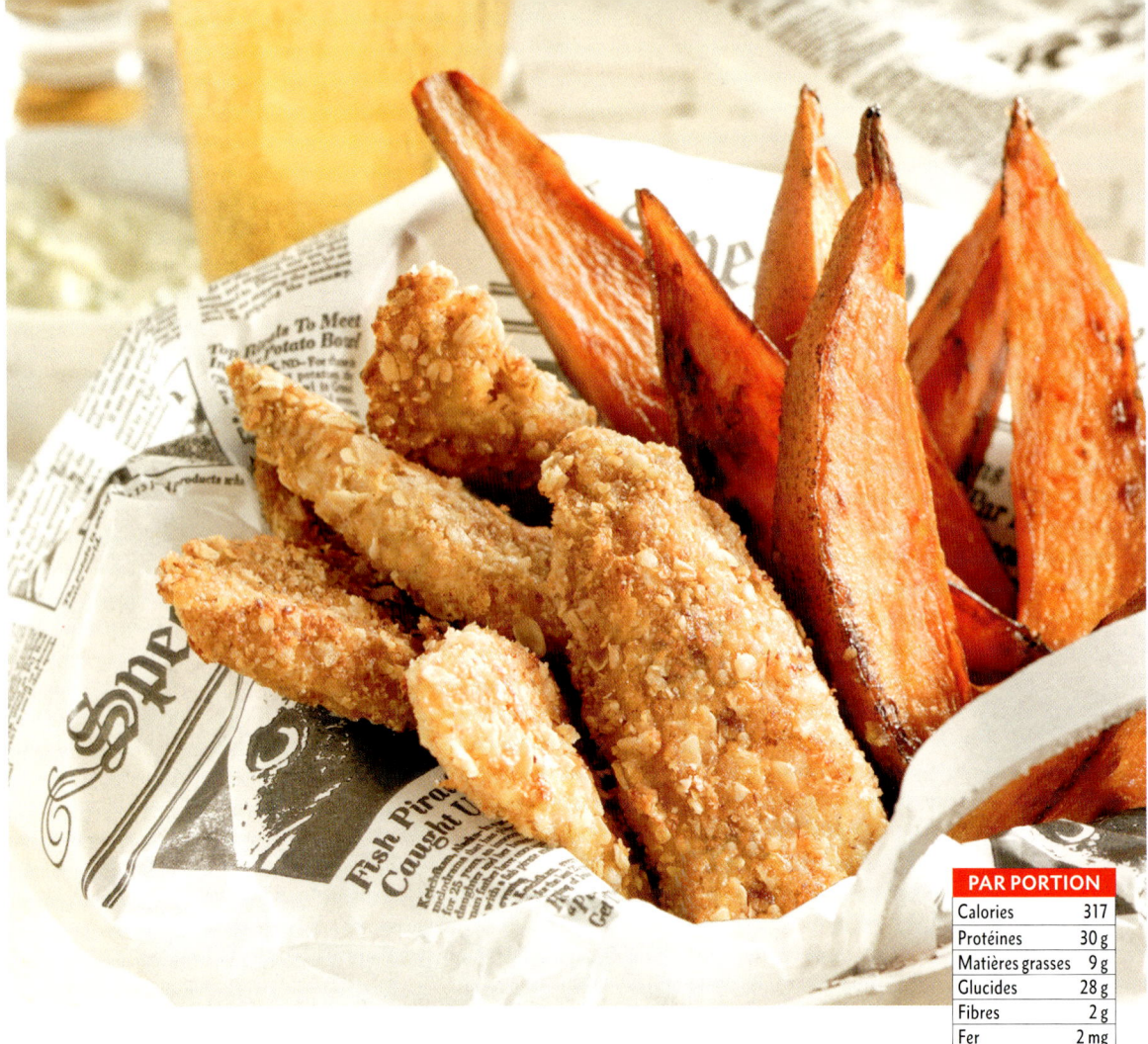

PAR PORTION	
Calories	317
Protéines	30 g
Matières grasses	9 g
Glucides	28 g
Fibres	2 g
Fer	2 mg
Calcium	60 mg
Sodium	127 mg

Poisson pané santé

Préparation : 15 minutes — **Cuisson :** 15 minutes — **Quantité :** 4 portions

450 g	(1 lb) de filets de sole
125 ml	(½ tasse) de farine
2	œufs battus
125 ml	(½ tasse) de lait
125 ml	(½ tasse) de germe de blé
125 ml	(½ tasse) de flocons d'avoine
30 ml	(2 c. à soupe) d'huile d'olive
	Sel et poivre au goût

—

1. Préchauffer le four à 190 °C (375 °F).

2. Tailler les filets de sole en lanières de 2,5 cm (1 po) de large.

3. Préparer trois assiettes creuses. Dans la première, verser la farine. Dans la deuxième, fouetter les œufs avec le lait. Dans la troisième, mélanger le germe de blé avec les flocons d'avoine. Fariner les lanières de sole. Tremper dans le mélange d'œufs battus, puis enrober du mélange de germe de blé.

4. Déposer les lanières de sole sur une plaque de cuisson tapissée d'une feuille de papier parchemin. Arroser d'un filet d'huile. Saler et poivrer. Cuire au four de 15 à 20 minutes.

—

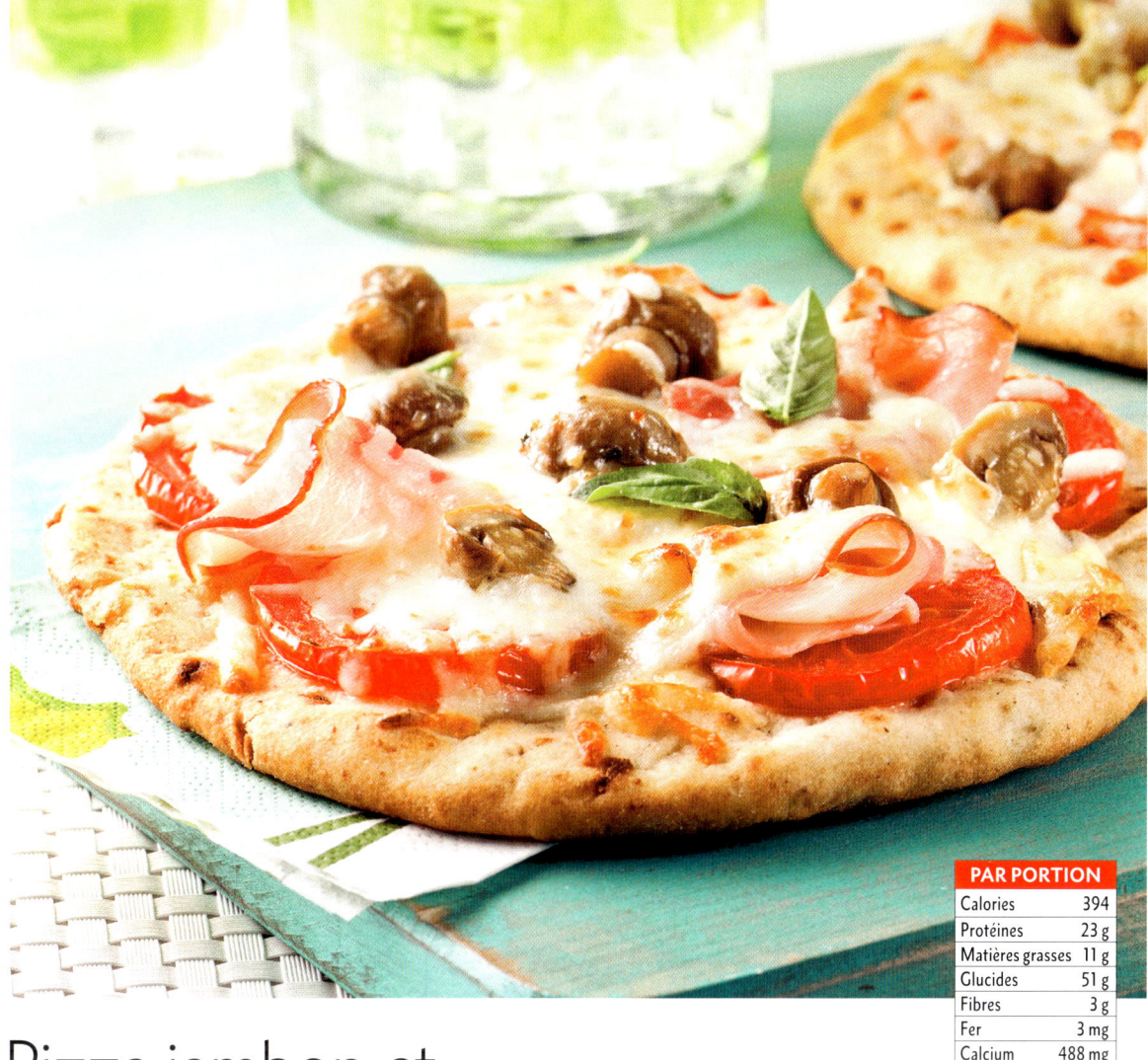

PAR PORTION	
Calories	394
Protéines	23 g
Matières grasses	11 g
Glucides	51 g
Fibres	3 g
Fer	3 mg
Calcium	488 mg
Sodium	527 mg

Pizza jambon et champignons marinés

Préparation : 15 minutes — **Cuisson :** 10 minutes — **Quantité :** 4 portions

4	pains naan
4	tomates tranchées
4	tranches de jambon coupées en morceaux
375 ml	(1 ½ tasse) de fromage suisse faible en gras râpé
180 ml	(¾ de tasse) de champignons marinés
	Quelques feuilles de basilic

—

1. Préchauffer le four à 205 °C (400 °F).

2. Déposer les pains naan sur une plaque de cuisson. Répartir les tomates, le jambon, le fromage et les champignons marinés sur les pains.

3. Cuire au four de 10 à 12 minutes.

4. À la sortie du four, parsemer de feuilles de basilic.

—

Prêt en 30 minutes ou moins !

Quand on mène une vie trépidante et que le quotidien est une vraie course contre la montre, on prend parfois des raccourcis plus ou moins judicieux : souvent trop gras, trop salés ou trop sucrés, les mets préparés font vite grimper les calories ingérées ! Cette section vient à votre rescousse en proposant des recettes équilibrées, prêtes en 30 minutes ou moins !

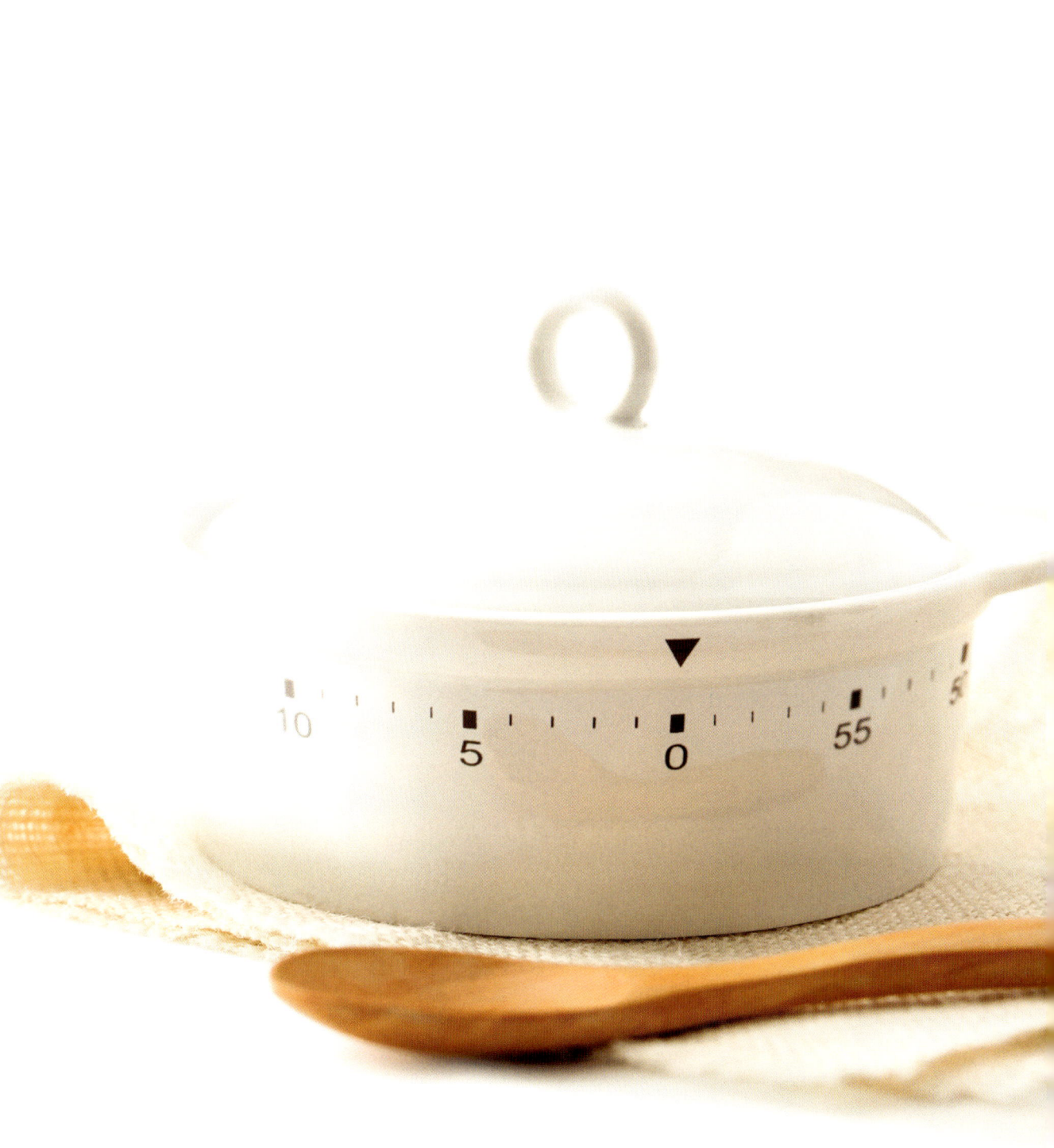

Escalopes de poulet, sauce échalotes et bacon

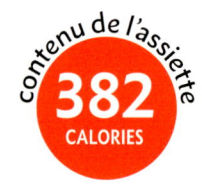

contenu de l'assiette
382 CALORIES

Préparation : 15 minutes — **Cuisson** : 10 minutes — **Quantité** : 4 portions

15 ml	(1 c. à soupe) d'huile de canola
4	escalopes de poulet de 150 g (⅓ de lb) chacune
180 ml	(¾ de tasse) d'échalotes sèches émincées
	Sel et poivre au goût
80 ml	(⅓ de tasse) de bouillon de poulet
250 ml	(1 tasse) de mélange laitier pour cuisson 5 %
6	tranches de bacon précuit coupées en morceaux
30 ml	(2 c. à soupe) de persil haché

—

1. Dans une poêle, chauffer l'huile à feu moyen. Cuire les escalopes de 1 à 2 minutes de chaque côté.

2. Ajouter les échalotes et cuire 1 minute. Saler et poivrer.

3. Verser le bouillon et le mélange laitier. Cuire à feu doux-moyen de 8 à 10 minutes.

4. Réchauffer le bacon quelques secondes au micro-ondes pour qu'il soit croustillant.

5. Parsemer les escalopes de morceaux de bacon et de persil.

—

PAR PORTION	
Calories	268
Protéines	29 g
Matières grasses	12 g
Glucides	10 g
Fibres	1 g
Fer	1 mg
Calcium	33 mg
Sodium	289 mg

J'aime avec...

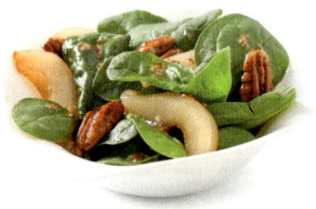

Salade de bébés épinards aux poires et pacanes

Par portion : 114 calories

Dans un saladier, fouetter 30 ml (2 c. à soupe) d'huile d'olive avec 30 ml (2 c. à soupe) d'eau, 15 ml (1 c. à soupe) de vinaigre de xérès et 15 ml (1 c. à soupe) de moutarde à l'ancienne. Saler et poivrer. Ajouter 750 ml (3 tasses) de bébés épinards, 2 poires coupées en quartiers et 45 ml (3 c. à soupe) de pacanes. Remuer.

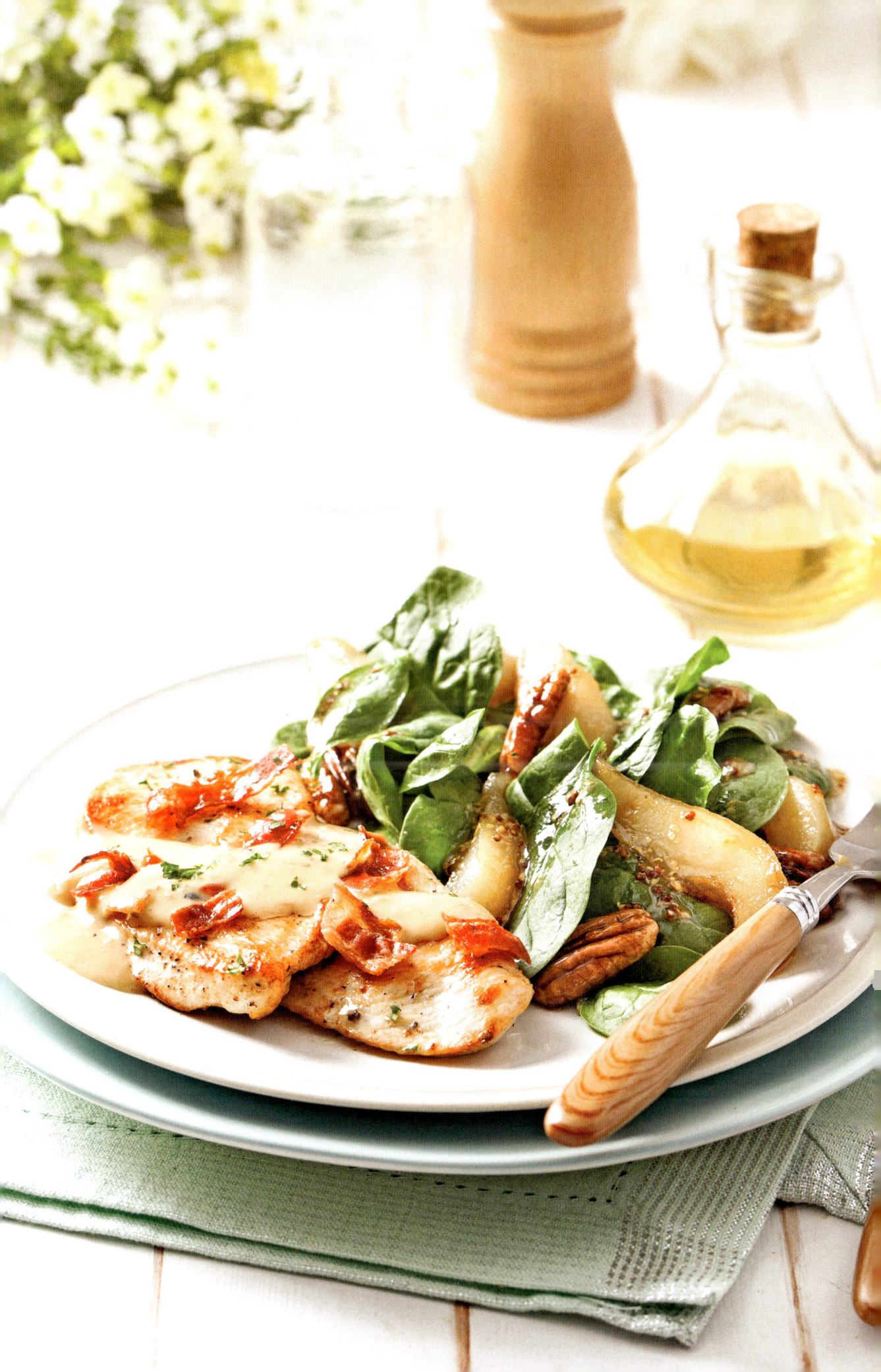

Truite aux légumes verts

Préparation : 15 minutes — **Cuisson :** 15 minutes — **Quantité :** 4 portions

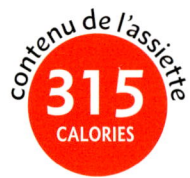

contenu de l'assiette
315
CALORIES

15 ml	(1 c. à soupe) d'huile d'olive
1	sac de poireaux émincés de 250 g (ou 2 blancs émincés)
125 ml	(½ tasse) de fumet de poisson
180 ml	(¾ de tasse) de crème à cuisson 15 %
4	filets de truite de 150 g (⅓ de lb) chacun
250 ml	(1 tasse) de pois verts
30 ml	(2 c. à soupe) de persil haché
	Sel et poivre au goût

—

1. Dans une poêle, chauffer l'huile à feu moyen. Cuire les poireaux de 2 à 3 minutes.

2. Verser le fumet et la crème. Porter à ébullition, puis cuire de 3 à 4 minutes.

3. Ajouter les filets de truite, les pois verts et le persil. Saler et poivrer. Porter à ébullition de nouveau, puis cuire de 8 à 10 minutes.

—

PAR PORTION	
Calories	251
Protéines	15 g
Matières grasses	14 g
Glucides	16 g
Fibres	4 g
Fer	2 mg
Calcium	129 mg
Sodium	200 mg

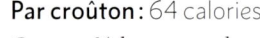

J'aime avec...

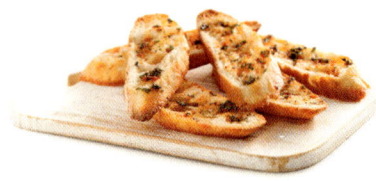

Croûtons au parfum de Provence

Par croûton : 64 calories

Couper ½ baguette de pain en 12 tranches. Mélanger 45 ml (3 c. à soupe) d'huile d'olive avec 15 ml (1 c. à soupe) de basilic haché, 15 ml (1 c. à soupe) de pesto aux tomates séchées, 5 ml (1 c. à thé) d'ail haché et 30 ml (2 c. à soupe) de persil haché. Badigeonner les tranches de pain avec cette préparation, puis les déposer sur une plaque de cuisson tapissée de papier parchemin. Cuire au four de 8 à 10 minutes à 205 °C (400 °F).

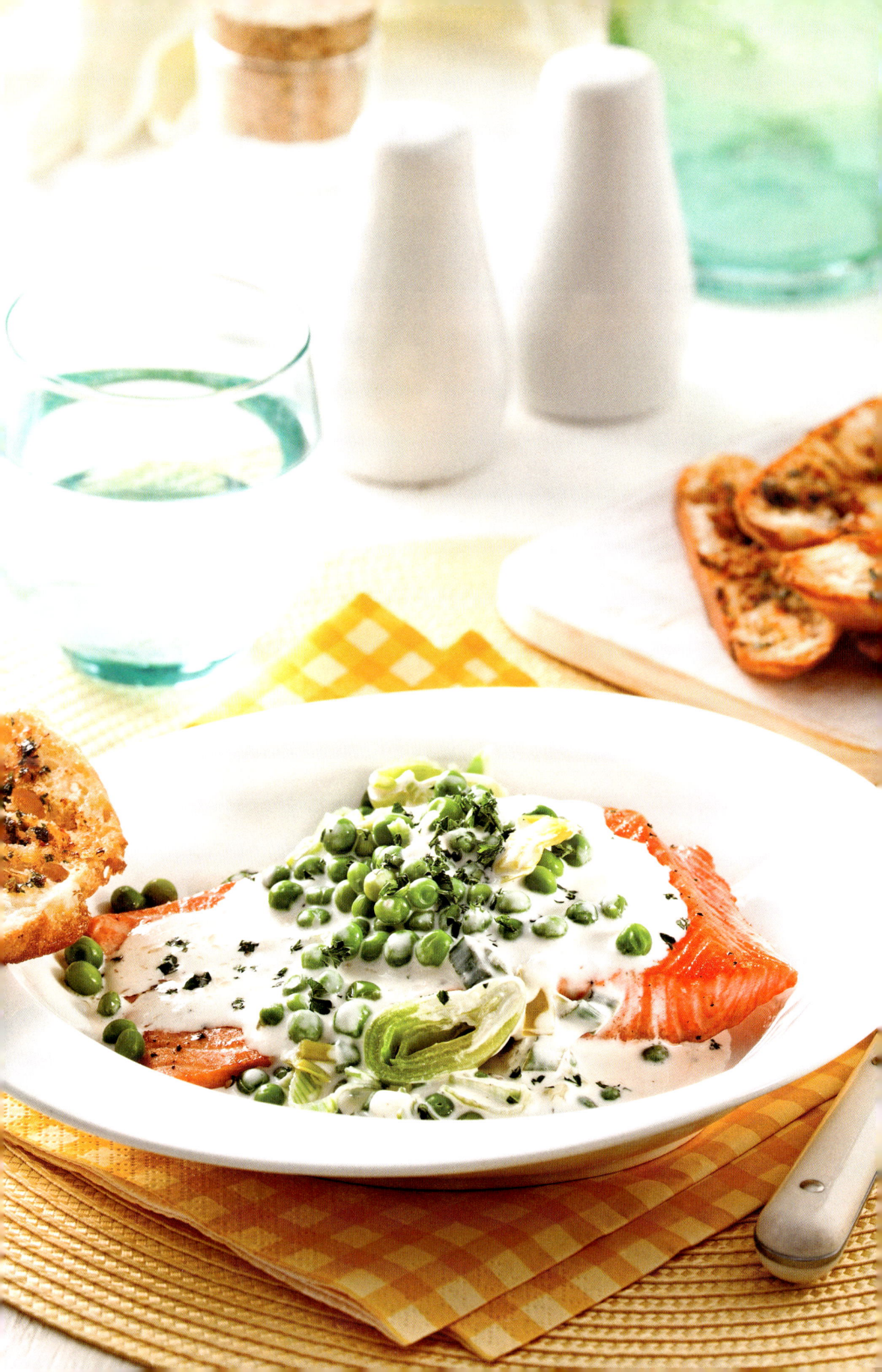

Roulés de dinde au jambon et yogourt

Préparation : 15 minutes — Cuisson : 12 minutes — Quantité : 4 portions

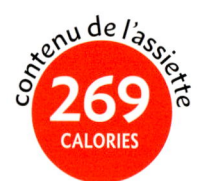

conténu de l'assiette
269 CALORIES

80 ml	(⅓ de tasse) de yogourt grec nature 0 %
15 ml	(1 c. à soupe) de moutarde à l'ancienne
30 ml	(2 c. à soupe) de ciboulette hachée
4	escalopes de dindon
8	tranches de jambon
15 ml	(1 c. à soupe) de beurre
15 ml	(1 c. à soupe) d'huile de canola
	Sel et poivre au goût

—

1. Dans un bol, mélanger le yogourt avec la moutarde et la ciboulette.

2. Badigeonner les escalopes de dindon avec la moitié de la préparation au yogourt. Couvrir chaque escalope de 2 tranches de jambon, puis badigeonner avec le reste de la préparation. Rouler les escalopes, puis les ficeler.

3. Dans une poêle, chauffer le beurre et l'huile à feu moyen. Cuire les escalopes roulées de 2 à 3 minutes sur toutes les faces. Saler et poivrer.

4. Diminuer l'intensité du feu à doux-moyen. Couvrir et cuire de 12 à 13 minutes.

—

PAR PORTION	
Calories	213
Protéines	30 g
Matières grasses	9 g
Glucides	3 g
Fibres	0,3 g
Fer	1 mg
Calcium	45 mg
Sodium	473 mg

J'aime avec...

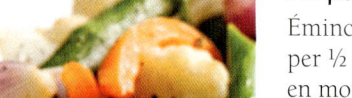

Poêlée de légumes

Par portion : 56 calories

Émincer 1 poivron jaune et ½ oignon rouge. Couper ½ chou-fleur en petits bouquets et 6 asperges en morceaux. Dans une poêle, chauffer 15 ml (1 c. à soupe) d'huile à feu moyen. Cuire les légumes de 3 à 4 minutes, en prenant soin de les conserver croquants. Saler et poivrer.

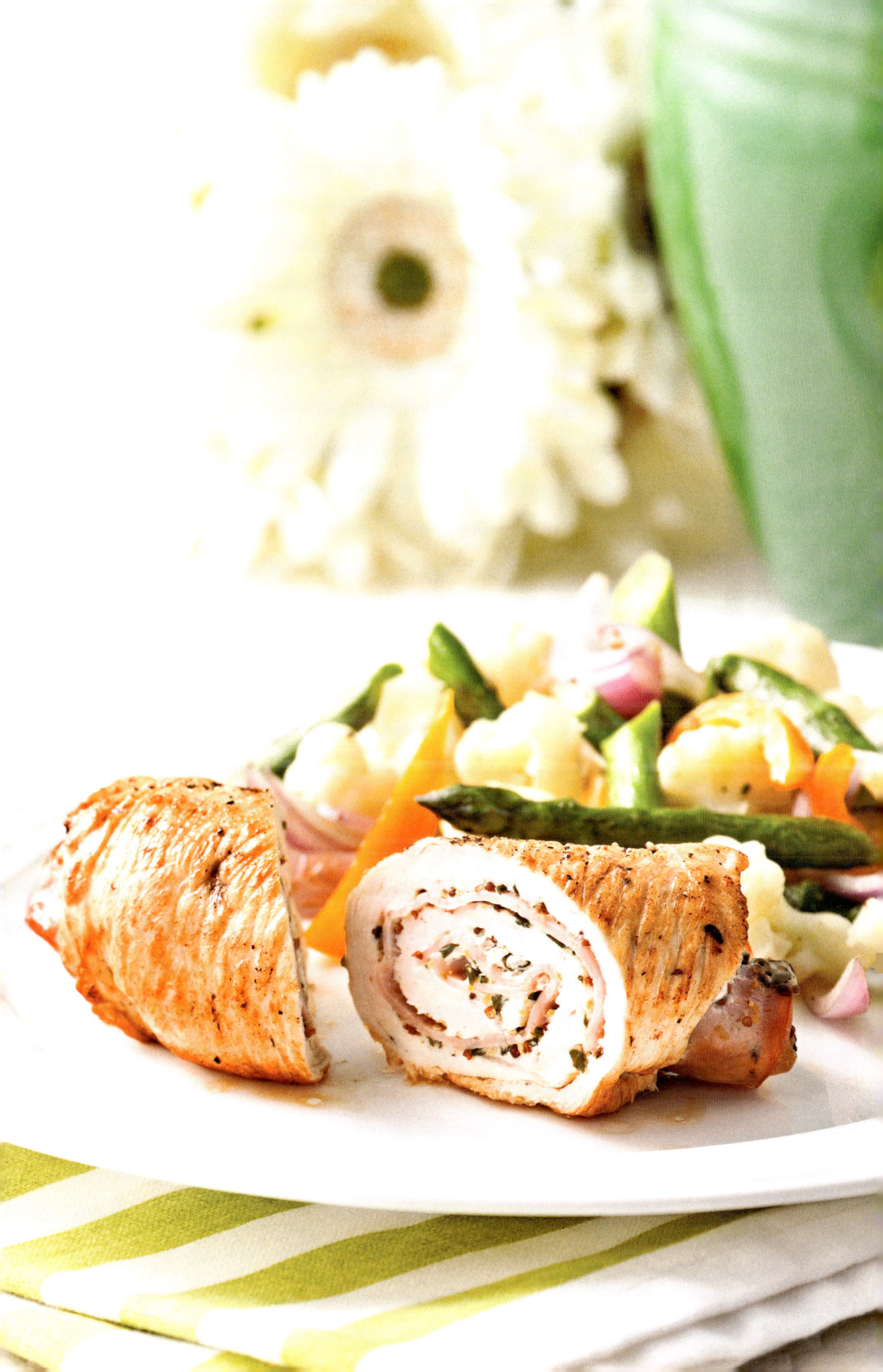

Papillotes de sole aux poireaux

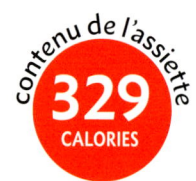

Contenu de l'assiette
329 CALORIES

Préparation : 15 minutes — **Cuisson :** 18 minutes — **Quantité :** 6 portions

720 g	(environ 1 ⅔ lb) de filets de sole
	Sel et poivre au goût
250 ml	(1 tasse) de sauce rosée
1	sac de poireaux tranchés de 250 g (ou 2 blancs émincés)
8	tranches de citron
30 ml	(2 c. à soupe) de jus de citron
15 ml	(1 c. à soupe) d'huile d'olive
45 ml	(3 c. à soupe) d'aneth haché

—

1. Préchauffer le four à 205 °C (400 °F).

2. Préparer quatre feuilles de papier d'aluminium. Déposer les filets de sole roulés sur eux-mêmes au centre de chacune des feuilles. Saler et poivrer.

3. Répartir la sauce rosée, les poireaux et les tranches de citron sur les filets de sole. Arroser de jus de citron et d'huile d'olive, puis parsemer d'aneth. Replier les feuilles de papier d'aluminium afin de former des papillotes hermétiques.

4. Cuire au four de 18 à 20 minutes, jusqu'à ce que les papillotes soient gonflées.

—

PAR PORTION	
Calories	202
Protéines	24 g
Matières grasses	7 g
Glucides	11 g
Fibres	2 g
Fer	1 mg
Calcium	75 mg
Sodium	277 mg

J'aime avec...

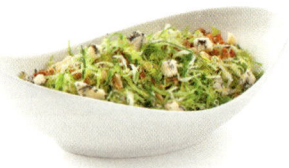

Émincé de choux de Bruxelles en salade

Par portion : 127 calories

Dans un saladier, mélanger 30 ml (2 c. à soupe) d'huile d'olive avec 30 ml (2 c. à soupe) d'eau, 15 ml (1 c. à soupe) de vinaigre de cidre, 1 échalote sèche hachée et 45 ml (3 c. à soupe) de persil haché. Saler et poivrer. Ajouter 8 choux de Bruxelles émincés finement, 3 tranches de bacon cuites et émiettées ainsi que 100 g de fromage bleu émietté. Remuer.

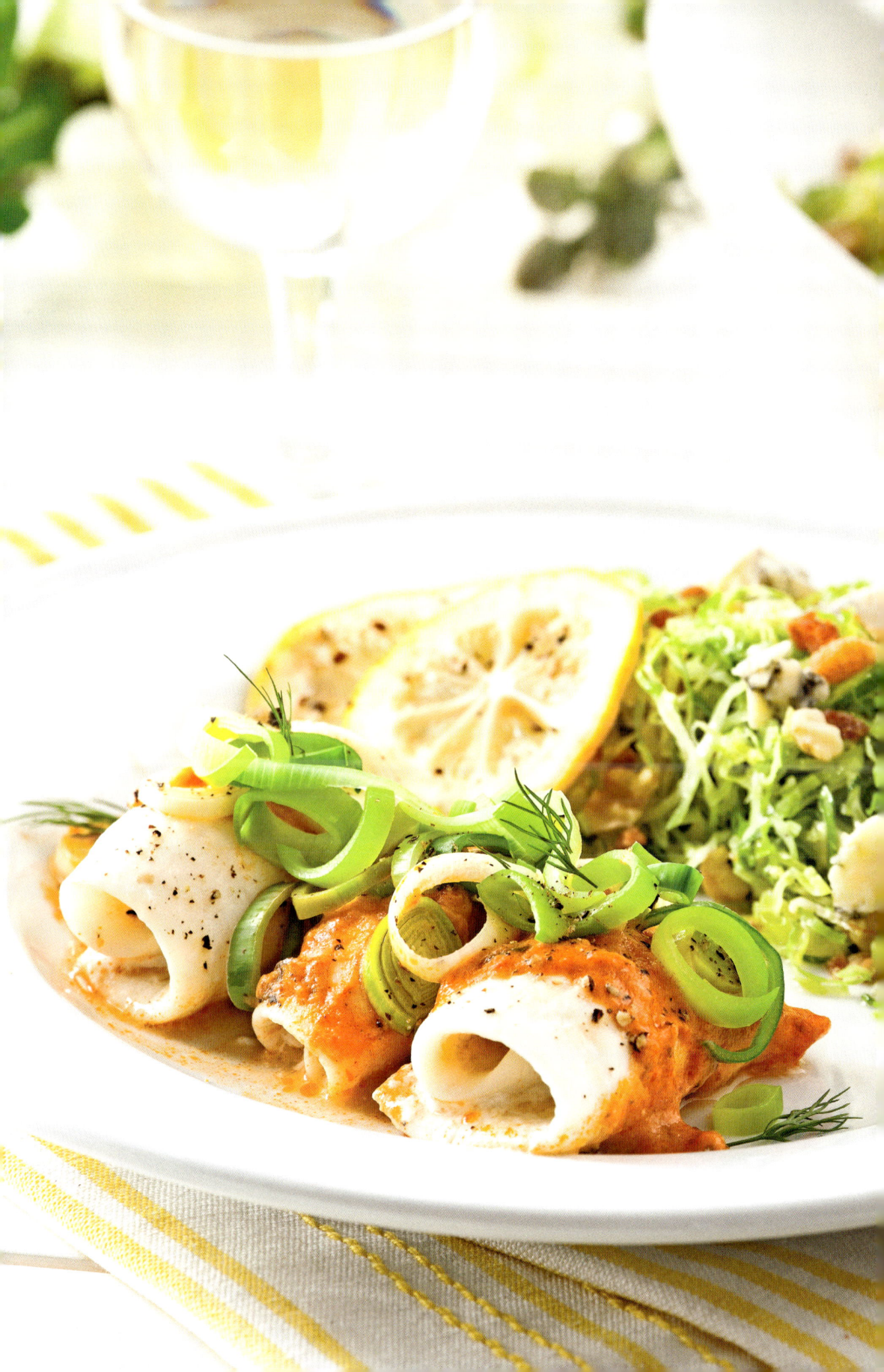

Sauté de crevettes, asperges et poivron en sauce

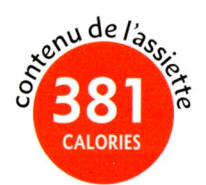

contenu de l'assiette
381 CALORIES

Préparation : 15 minutes — **Cuisson** : 6 minutes — **Quantité** : 4 portions

15 ml	(1 c. à soupe) d'huile d'olive
1	sac de crevettes moyennes (calibre 31/40) de 340 g, crues et décortiquées
16	asperges coupées en morceaux
1	poivron rouge émincé
1	contenant de crème de cuisson nature (de type Philadelphia) de 270 g
80 ml	(⅓ de tasse) de lait
30 ml	(2 c. à soupe) de ciboulette hachée
30 ml	(2 c. à soupe) d'aneth haché
	Sel et poivre au goût

—

1. Dans une poêle, chauffer l'huile à feu moyen. Cuire les crevettes de 1 à 2 minutes de chaque côté. Transférer dans une assiette.

2. Dans la même poêle, cuire les asperges et le poivron de 3 à 4 minutes.

3. Verser la crème de cuisson et le lait. Porter à ébullition en remuant.

4. Ajouter les crevettes et les fines herbes. Saler et poivrer. Cuire de 1 à 2 minutes en remuant.

—

PAR PORTION	
Calories	274
Protéines	24 g
Matières grasses	13 g
Glucides	15 g
Fibres	3 g
Fer	4 mg
Calcium	199 mg
Sodium	541 mg

J'aime avec...

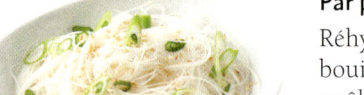

Vermicelles de riz aux oignons verts et graines de sésame

Par portion : 107 calories

Réhydrater 150 g de vermicelles de riz dans l'eau bouillante de 8 à 10 minutes. Égoutter. Dans une poêle, chauffer 80 ml (⅓ de tasse) de bouillon de légumes avec 3 oignons verts émincés de 1 à 2 minutes à feu moyen. Saler et poivrer. Ajouter les vermicelles et cuire de 2 à 3 minutes. Parsemer de 15 ml (1 c. à soupe) de graines de sésame grillées.

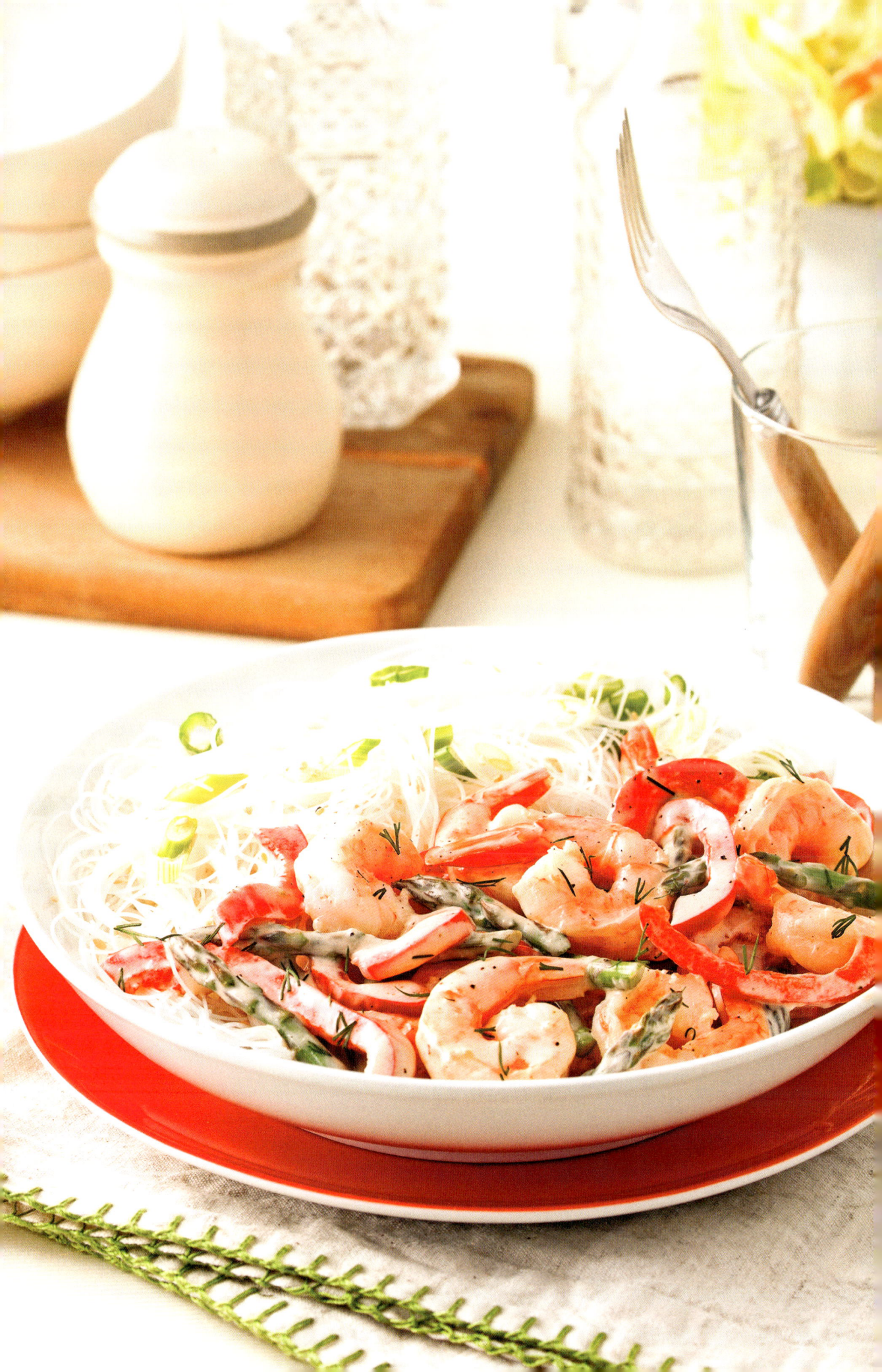

Poulet au basilic

Préparation : 10 minutes — **Cuisson :** 10 minutes — **Quantité :** 4 portions

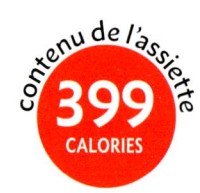

contenu de l'assiette
399
CALORIES

15 ml	(1 c. à soupe) d'huile d'olive
750 g	(environ 1 ⅔ lb) de poitrines de poulet sans peau coupées en cubes
375 ml	(1 ½ tasse) de sauce marinara
125 ml	(½ tasse) de sauce demi-glace
125 ml	(½ tasse) de bouillon de poulet
10 ml	(2 c. à thé) d'ail haché
	Sel et poivre au goût
30 ml	(2 c. à soupe) de basilic haché

—

1. Dans une poêle, chauffer l'huile à feu moyen. Cuire les cubes de poulet de 2 à 3 minutes.

2. Ajouter la sauce marinara, la sauce demi-glace, le bouillon et l'ail. Saler et poivrer. Laisser mijoter à feu doux-moyen de 10 à 12 minutes.

3. Au moment de servir, parsemer de basilic.

—

PAR PORTION	
Calories	301
Protéines	45 g
Matières grasses	8 g
Glucides	11 g
Fibres	2 g
Fer	1 mg
Calcium	40 mg
Sodium	836 mg

J'aime avec...

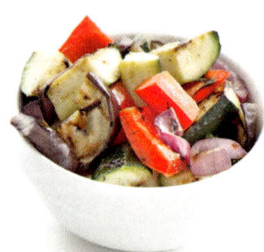

Ratatouille de légumes rôtis

Par portion : 98 calories

Couper 1 poivron rouge en quartiers. Couper 1 petite aubergine, 1 courgette et ½ oignon rouge en rondelles. Déposer les légumes dans un bol et mélanger avec 15 ml (1 c. à soupe) d'huile d'olive. Déposer les légumes sur une plaque de cuisson tapissée de papier parchemin. Cuire les légumes au four de 3 à 4 minutes de chaque côté à 205 °C (400 °F). Dans un saladier, mélanger 15 ml (1 c. à soupe) de pesto aux tomates séchées avec 30 ml (2 c. à soupe) de basilic haché. Saler et poivrer. Ajouter les légumes grillés et remuer.

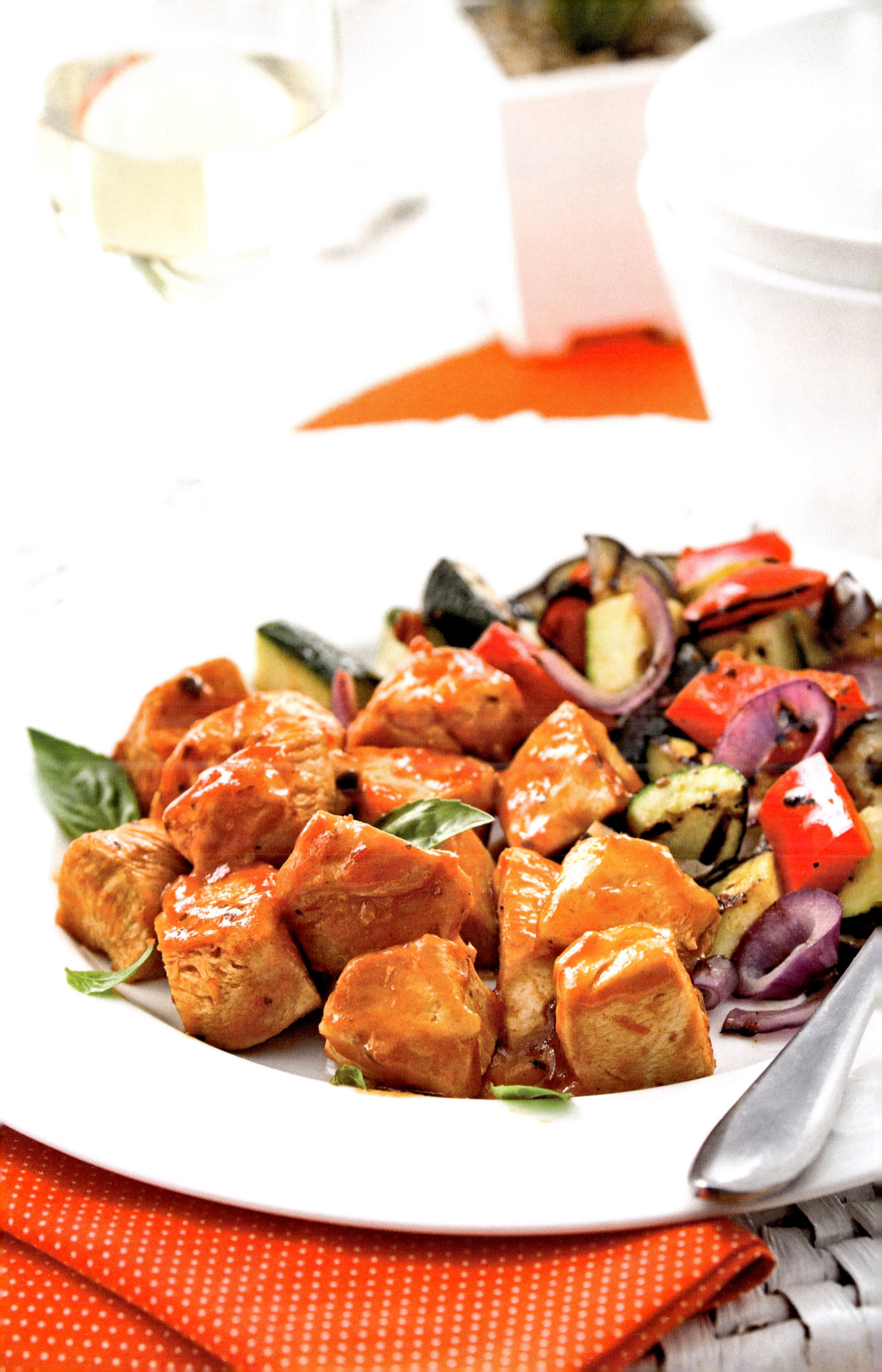

Poisson style César

Préparation : 15 minutes — **Cuisson :** 8 minutes — **Quantité :** 4 portions

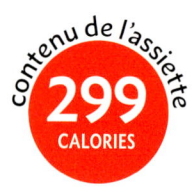

contenu de l'assiette
299
CALORIES

---

125 ml (½ tasse) de sauce César
légère

30 ml (2 c. à soupe) d'huile d'olive

4 filets de morue de 100 g
(3 ½ oz) chacun

Sel et poivre au goût

250 ml (1 tasse) de croûtons
nature ou à l'ail

4 tranches de bacon précuit
émincées

30 ml (2 c. à soupe) de persil
haché

—

1. Dans une casserole, chauffer
la sauce à feu doux-moyen.

2. Dans une poêle, chauffer l'huile à
feu moyen. Cuire les filets de morue
de 3 à 4 minutes de chaque côté.
Saler et poivrer. Transférer dans
une assiette et couvrir d'une feuille
de papier d'aluminium.

3. Dans la même poêle, cuire les
croûtons et le bacon de 2 à 3 minutes.

4. Répartir les filets de morue dans
les assiettes. Napper les filets de
sauce. Garnir de croûtons, de bacon
et de persil.

—

PAR PORTION	
Calories	231
Protéines	20 g
Matières grasses	11 g
Glucides	12 g
Fibres	1 g
Fer	1 mg
Calcium	19 mg
Sodium	718 mg

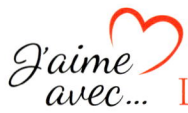 J'aime avec...

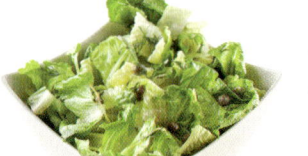

Laitue romaine aux câpres et zeste de citron

Par portion : 68 calories

Dans un saladier, mélanger 30 ml (2 c. à soupe)
d'huile d'olive avec 30 ml (2 c. à soupe) d'eau, 15 ml
(1 c. à soupe) de zestes de citron, 15 ml (1 c. à soupe)
de jus de citron, 15 ml (1 c. à soupe) de câpres et
30 ml (2 c. à soupe) d'aneth haché. Saler et poivrer.
Ajouter 1 laitue romaine déchiquetée et remuer.

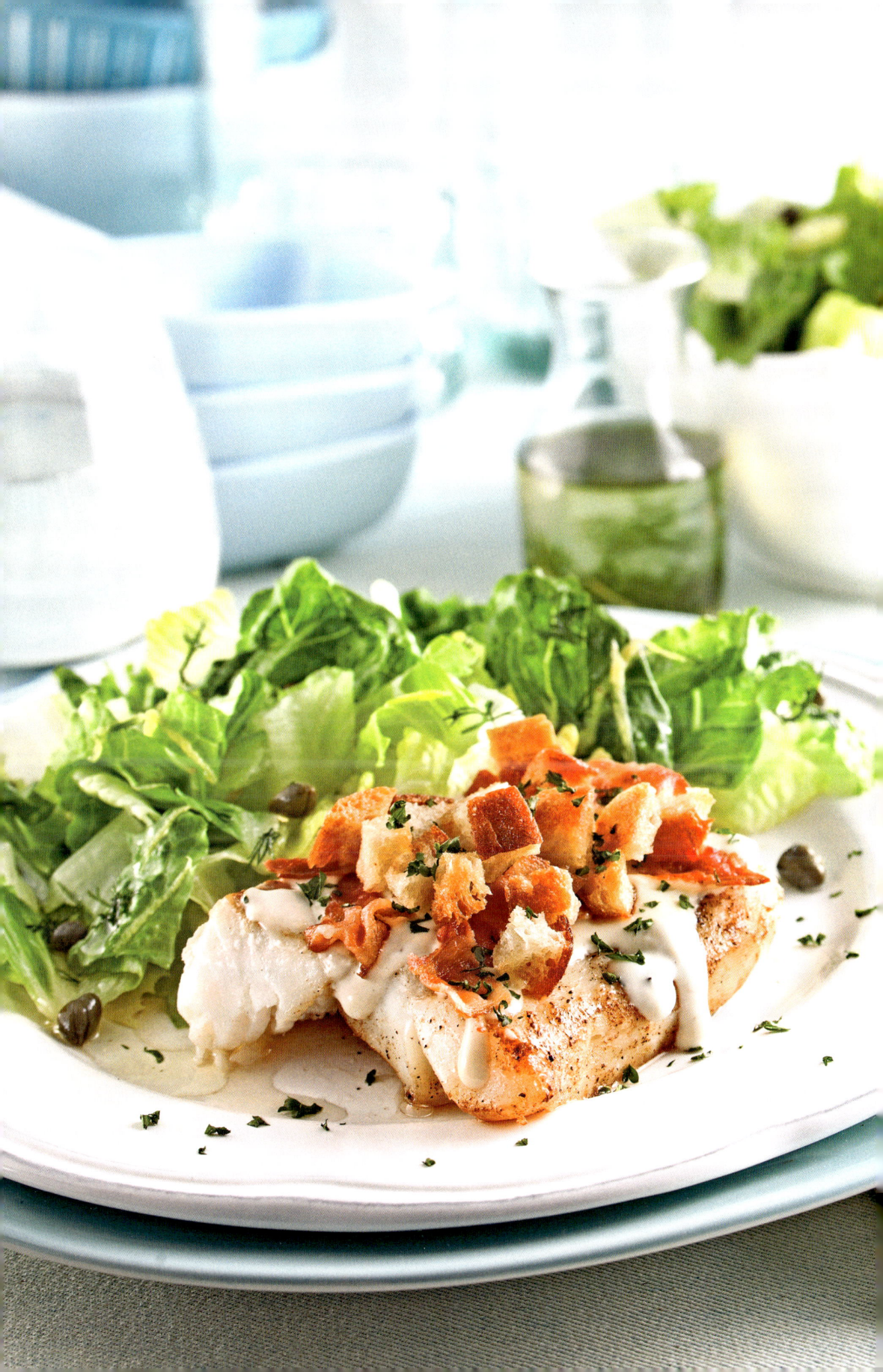

Poitrines de poulet aux framboises et gingembre

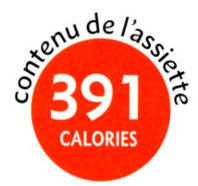

contenu de l'assiette

391 CALORIES

Préparation : 15 minutes — **Cuisson :** 12 minutes — **Quantité :** 4 portions

45 ml	(3 c. à soupe) d'huile d'olive
250 ml	(1 tasse) de framboises
15 ml	(1 c. à soupe) de jus de citron
15 ml	(1 c. à soupe) de gingembre haché
15 ml	(1 c. à soupe) de moutarde à l'ancienne
30 ml	(2 c. à soupe) de miel
	Sel et poivre au goût
15 ml	(1 c. à soupe) de beurre
4	poitrines de poulet sans peau

—

1. Dans le contenant du mélangeur, mélanger 1 minute l'huile avec la moitié des framboises, le jus de citron, le gingembre, la moutarde et le miel. Saler et poivrer.

2. Dans une poêle, faire fondre le beurre à feu moyen. Cuire les poitrines de poulet 4 minutes de chaque côté.

3. Verser la préparation aux framboises dans la poêle et prolonger la cuisson de 4 à 5 minutes, jusqu'à ce que l'intérieur de la chair du poulet ait perdu sa teinte rosée.

4. Ajouter le reste des framboises dans la sauce.

—

PAR PORTION	
Calories	307
Protéines	28 g
Matières grasses	16 g
Glucides	13 g
Fibres	2 g
Fer	1 mg
Calcium	16 mg
Sodium	141 mg

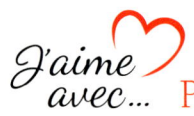

J'aime avec...

Pois sucrés à la sarriette

Par portion : 84 calories

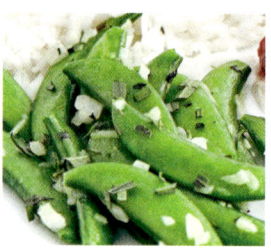

Dans une casserole d'eau bouillante salée, faire blanchir 500 g (environ 1 lb) de pois sucrés. Égoutter. Dans une poêle, faire fondre 15 ml (1 c. à soupe) de beurre à feu moyen. Saisir 2 échalotes sèches hachées de 1 à 2 minutes. Ajouter les pois sucrés et 15 ml (1 c. à soupe) de sarriette hachée. Saler et poivrer. Réchauffer 1 minute en remuant.

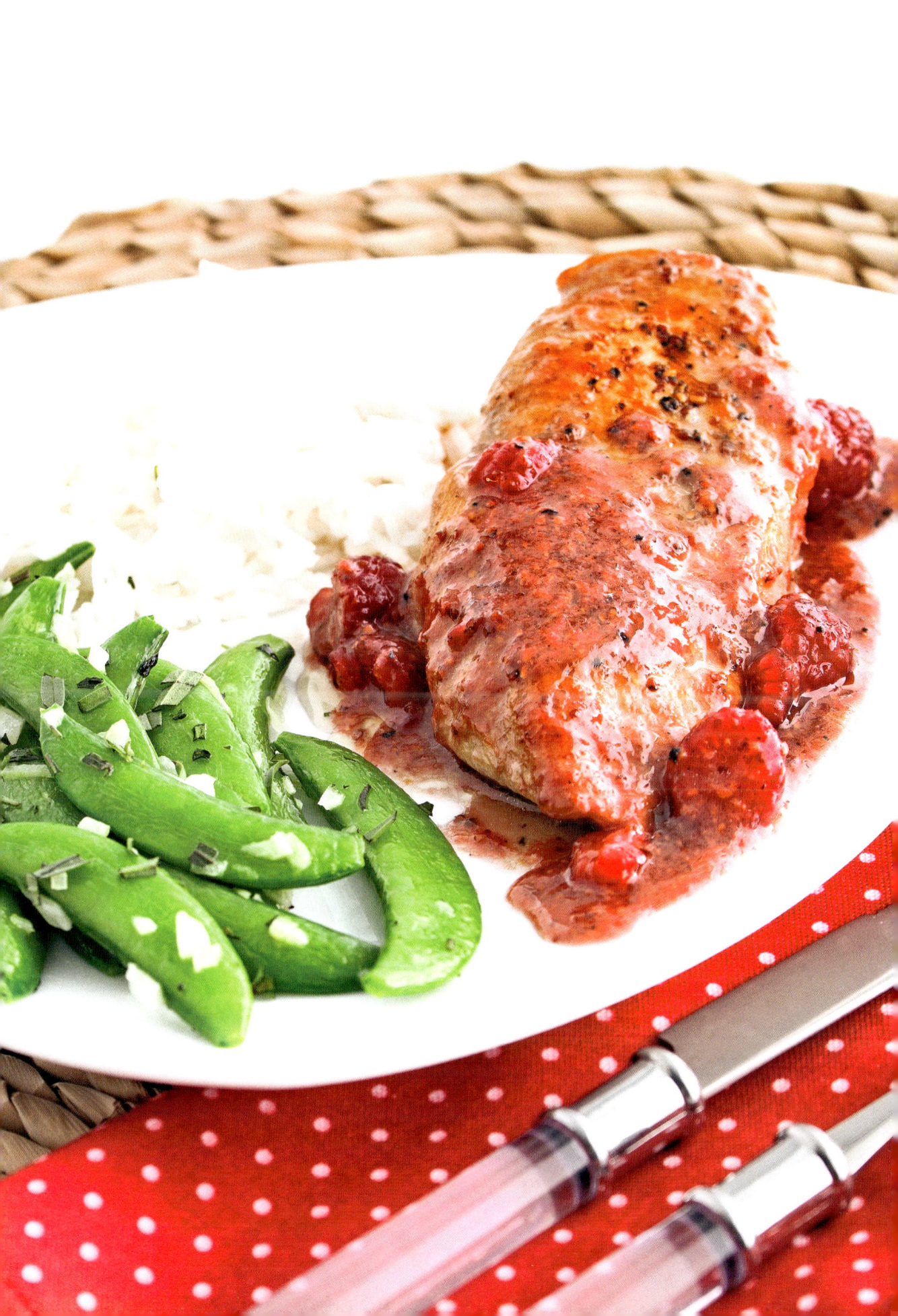

Doré poêlé
à la crème de maïs

Préparation : 15 minutes — **Cuisson :** 11 minutes — **Quantité :** 4 portions

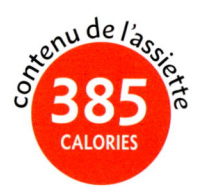

conténu de l'assiette
385
CALORIES

30 ml	(2 c. à soupe) de beurre léger
1	oignon haché
5 ml	(1 c. à thé) d'ail haché
1,25 ml	(¼ de c. à thé) de curcuma
7,5 ml	(½ c. à soupe) de farine
250 ml	(1 tasse) de maïs en grains
250 ml	(1 tasse) de crème à cuisson 15 %
	Sel et poivre au goût
4	filets de doré

—

1. Dans une casserole, faire fondre la moitié du beurre à feu moyen. Cuire l'oignon et l'ail 1 minute.

2. Saupoudrer de curcuma et de farine. Cuire 1 minute en remuant.

3. Ajouter le maïs et la crème. Saler et poivrer. Porter à ébullition et laisser mijoter à feu doux 5 minutes.

4. Verser la sauce dans le contenant du robot culinaire et émulsionner 30 secondes.

5. Dans une poêle, faire fondre le reste du beurre à feu moyen. Cuire les filets de doré de 2 à 3 minutes de chaque côté. Saler et poivrer.

6. Répartir les filets de doré dans les assiettes et napper de crème de maïs.

—

PAR PORTION	
Calories	312
Protéines	27 g
Matières grasses	15 g
Glucides	18 g
Fibres	2 g
Fer	2 mg
Calcium	213 mg
Sodium	242 mg

J'aime avec...

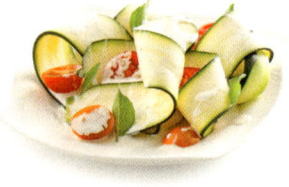

Salade de courgettes et tomates cerises, sauce au chèvre

Par portion : 73 calories

Tailler 3 courgettes sur la longueur en fins rubans. Dans le contenant du robot culinaire, émulsionner 60 ml (¼ de tasse) de yogourt grec nature 0 % avec 50 g de fromage de chèvre crémeux et 60 ml (¼ de tasse) de lait. Dans un saladier, verser la sauce, puis ajouter les courgettes et 12 tomates cerises de couleurs variées coupées en deux. Remuer et parsemer de 60 ml (¼ de tasse) de petites feuilles de basilic.

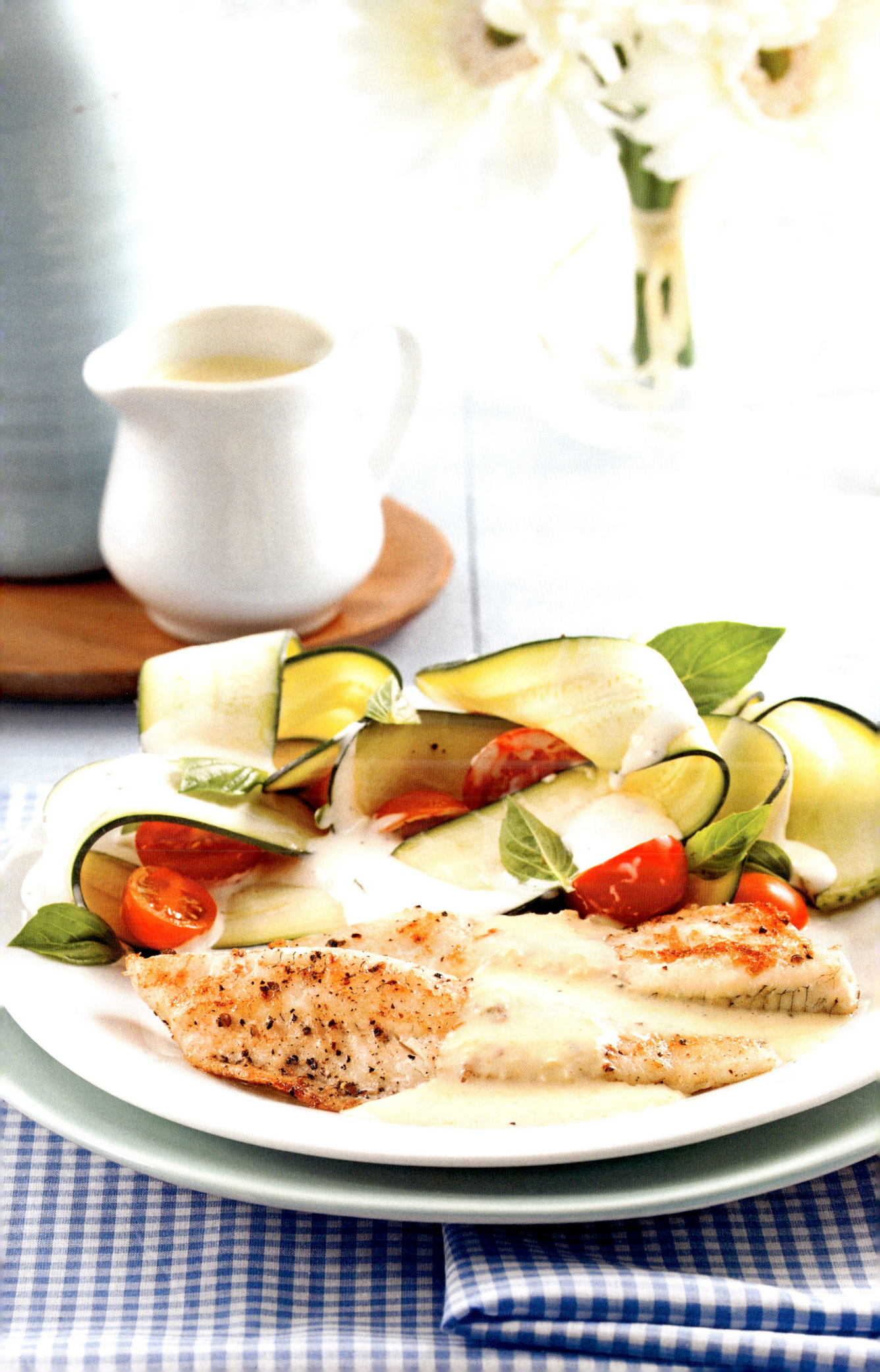

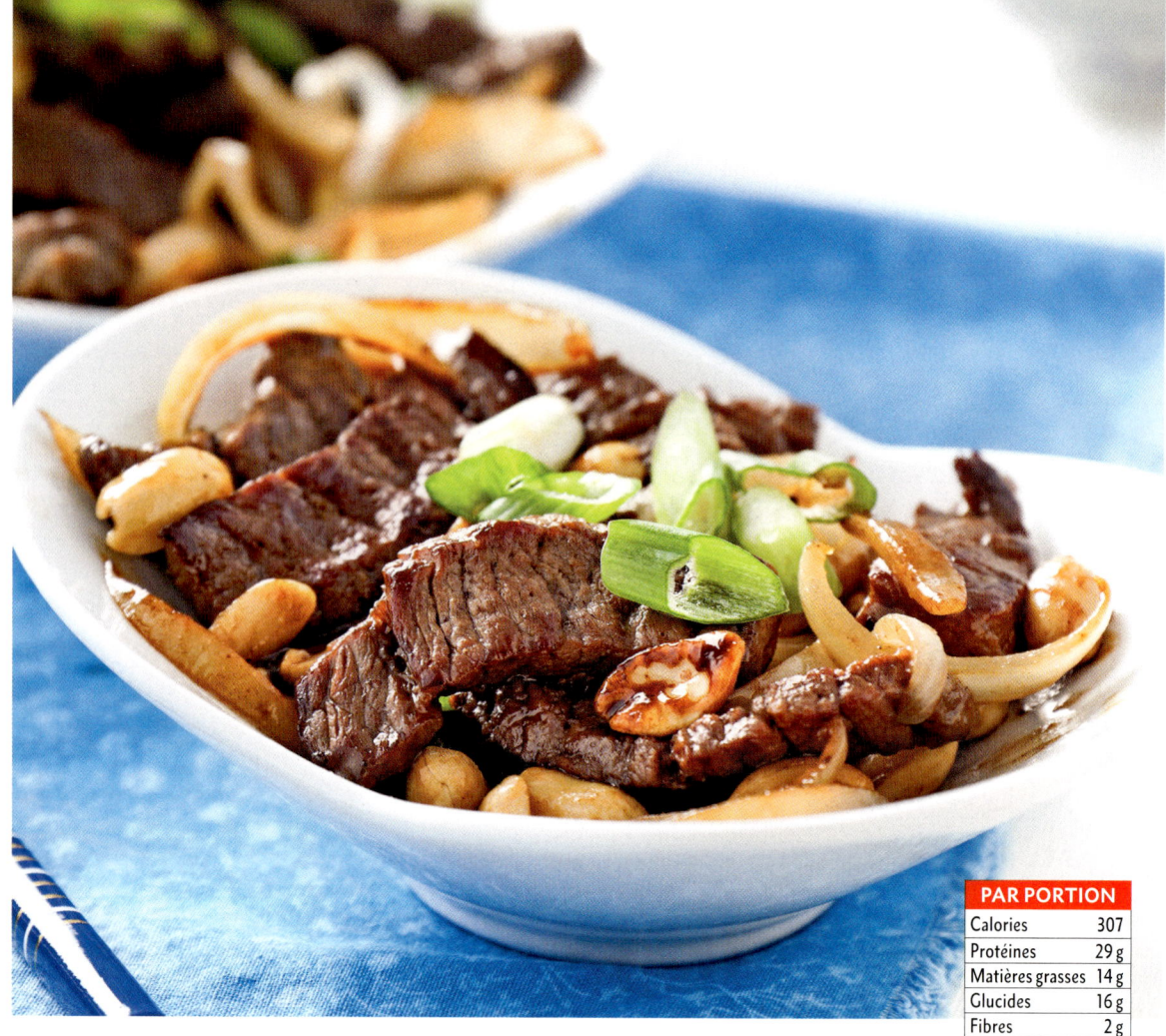

PAR PORTION	
Calories	307
Protéines	29 g
Matières grasses	14 g
Glucides	16 g
Fibres	2 g
Fer	3 mg
Calcium	26 mg
Sodium	527 mg

Sauté de bœuf aux arachides

Préparation : 15 minutes — **Cuisson :** 10 minutes — **Quantité :** 4 portions

450 g	(1 lb) de biftecks de surlonge de bœuf
1	oignon
15 ml	(1 c. à soupe) d'huile de canola
30 ml	(2 c. à soupe) de miel
80 ml	(⅓ de tasse) d'arachides rôties
30 ml	(2 c. à soupe) de sauce soya
	Sel et poivre au goût
2	oignons verts émincés

1. Parer les biftecks et les tailler en lanières de 0,5 cm (¼ de po) d'épaisseur. Émincer l'oignon.

2. Dans une poêle, chauffer l'huile à feu moyen. Saisir les lanières de bœuf de 1 à 2 minutes de chaque côté, en procédant par petites quantités. Réserver dans une assiette.

3. Dans la même poêle, cuire l'oignon avec le miel et les arachides 2 minutes.

4. Verser la sauce soya et remettre le bœuf dans la poêle. Saler et poivrer. Remuer et réchauffer quelques secondes.

5. Répartir le sauté de bœuf dans les assiettes. Parsemer chacune des portions d'oignons verts.

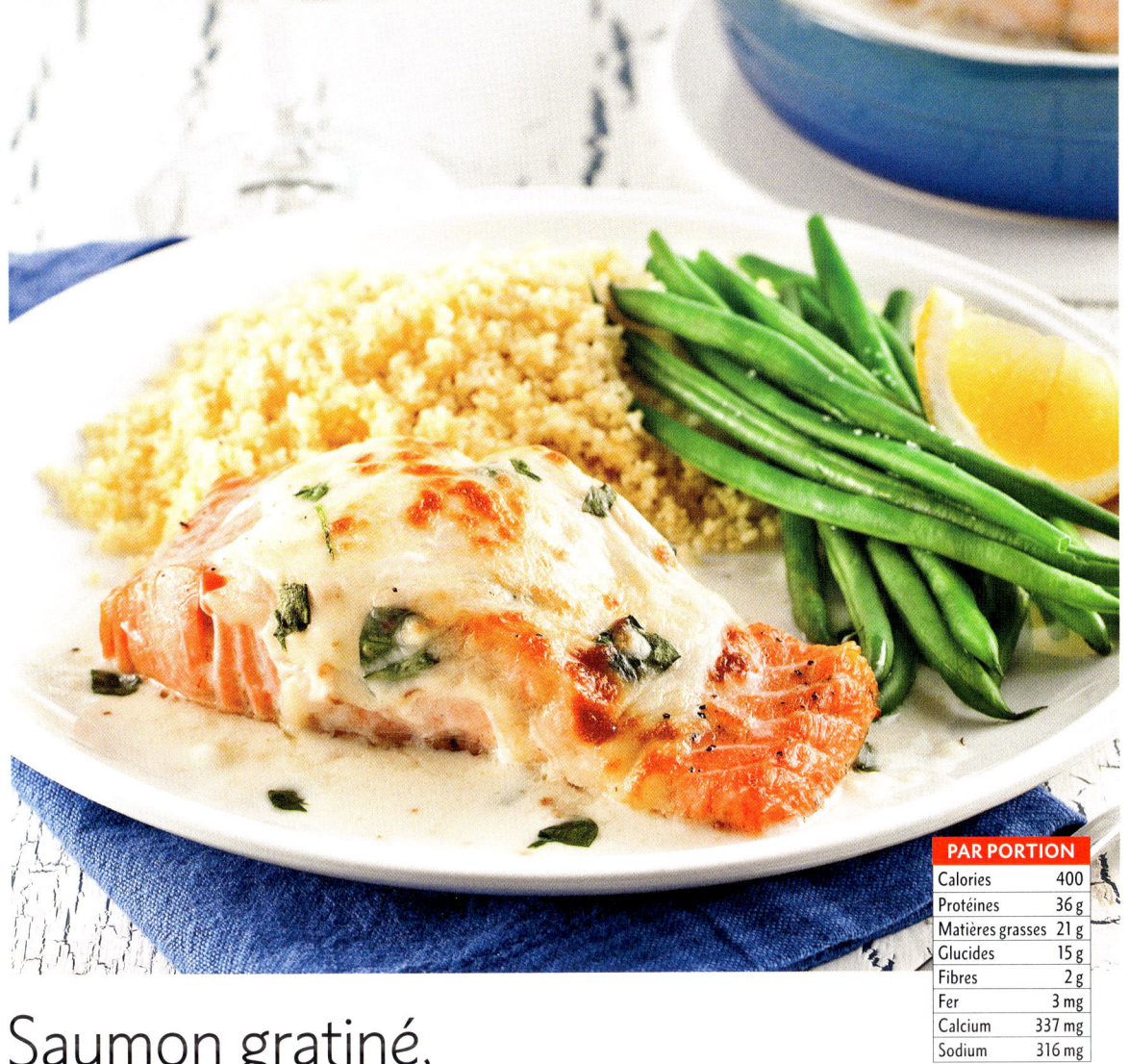

PAR PORTION	
Calories	400
Protéines	36 g
Matières grasses	21 g
Glucides	15 g
Fibres	2 g
Fer	3 mg
Calcium	337 mg
Sodium	316 mg

Saumon gratiné,
sauce aux épinards

Préparation : 10 minutes — **Cuisson :** 15 minutes — **Quantité :** 4 portions

1	oignon haché
4	filets de saumon sans peau de 120 g (environ ¼ de lb) chacun
45 ml	(3 c. à soupe) de beurre léger
45 ml	(3 c. à soupe) de farine
375 ml	(1 ½ tasse) de lait
1	paquet de bébés épinards de 142 g
	Sel et poivre au goût
250 ml	(1 tasse) de mozzarella râpée

—

1. Préchauffer le four à 180 °C (350 °F).

2. Dans une casserole remplie d'eau, déposer l'oignon et porter à ébullition à feu moyen-élevé. Ajouter le saumon et faire pocher environ 5 minutes.

3. Pendant ce temps, faire fondre le beurre dans une poêle à feu moyen. Incorporer la farine. Verser le lait en fouettant et porter à ébullition. Cuire jusqu'à épaississement. Ajouter les bébés épinards et remuer.

4. Dans un plat de cuisson, déposer le saumon. Saler et poivrer, puis napper de sauce aux épinards. Garnir de fromage râpé.

5. Cuire au four 10 minutes, jusqu'à ce que le fromage soit gratiné.

—

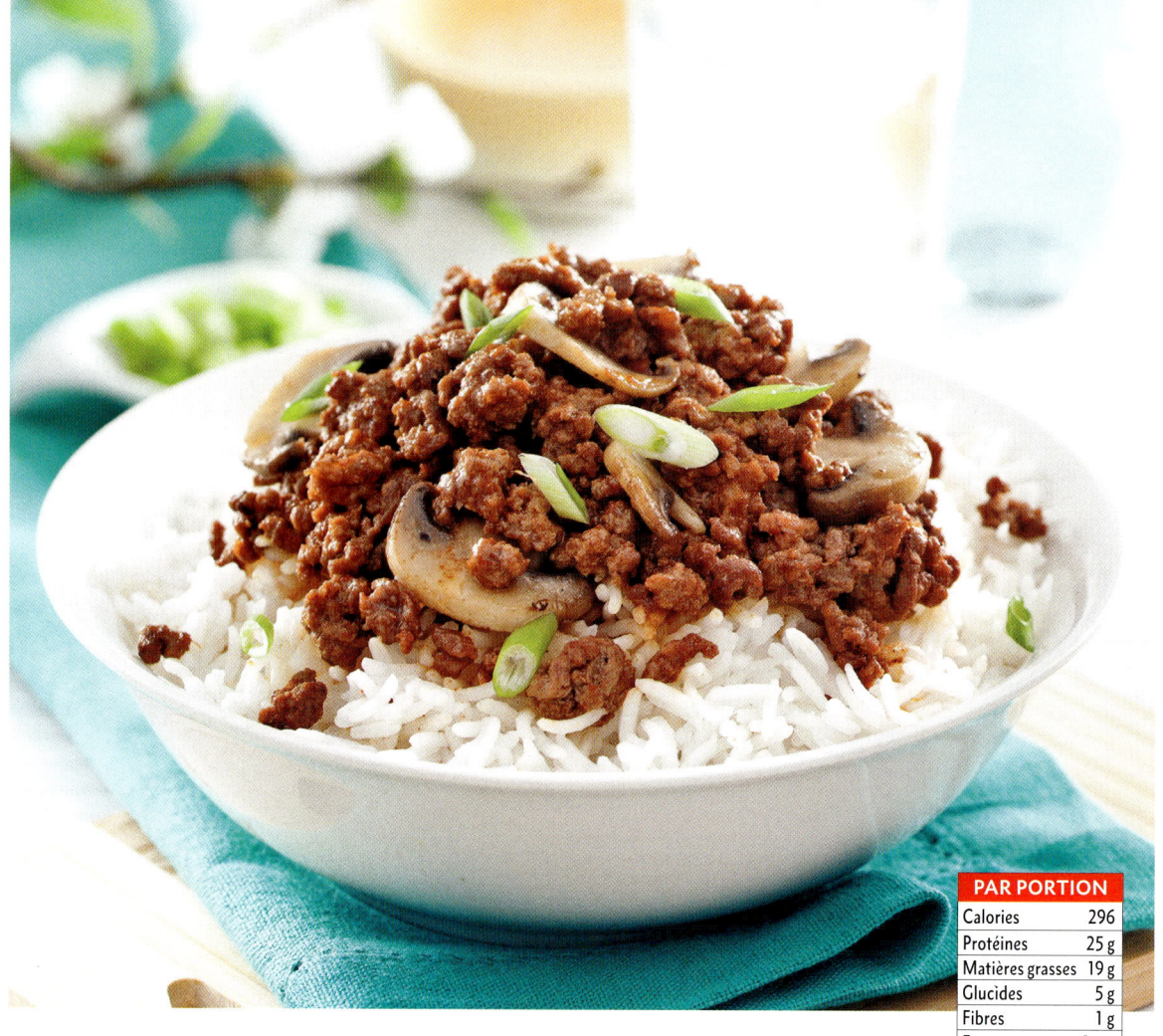

Bœuf sauce chinoise aux champignons

Préparation : 15 minutes — **Cuisson :** 6 minutes — **Quantité :** 4 portions

60 ml	(¼ de tasse) de sauce soya légère
30 ml	(2 c. à soupe) de sauce aux huîtres
15 ml	(1 c. à soupe) de pâte de cari rouge
15 ml	(1 c. à soupe) d'huile de canola
450 g	(1 lb) de bœuf haché maigre
8	champignons émincés
2	oignons verts émincés

1. Dans un bol, mélanger la sauce soya avec la sauce aux huîtres et la pâte de cari rouge.

2. Dans une poêle, chauffer l'huile à feu moyen. Cuire le bœuf haché de 3 à 4 minutes en remuant, jusqu'à ce qu'il ait perdu sa teinte rosée.

3. Ajouter les champignons et cuire 1 minute.

4. Verser la sauce préparée à l'étape 1 et cuire 2 minutes en remuant.

5. Au moment de servir, parsemer d'oignons verts.

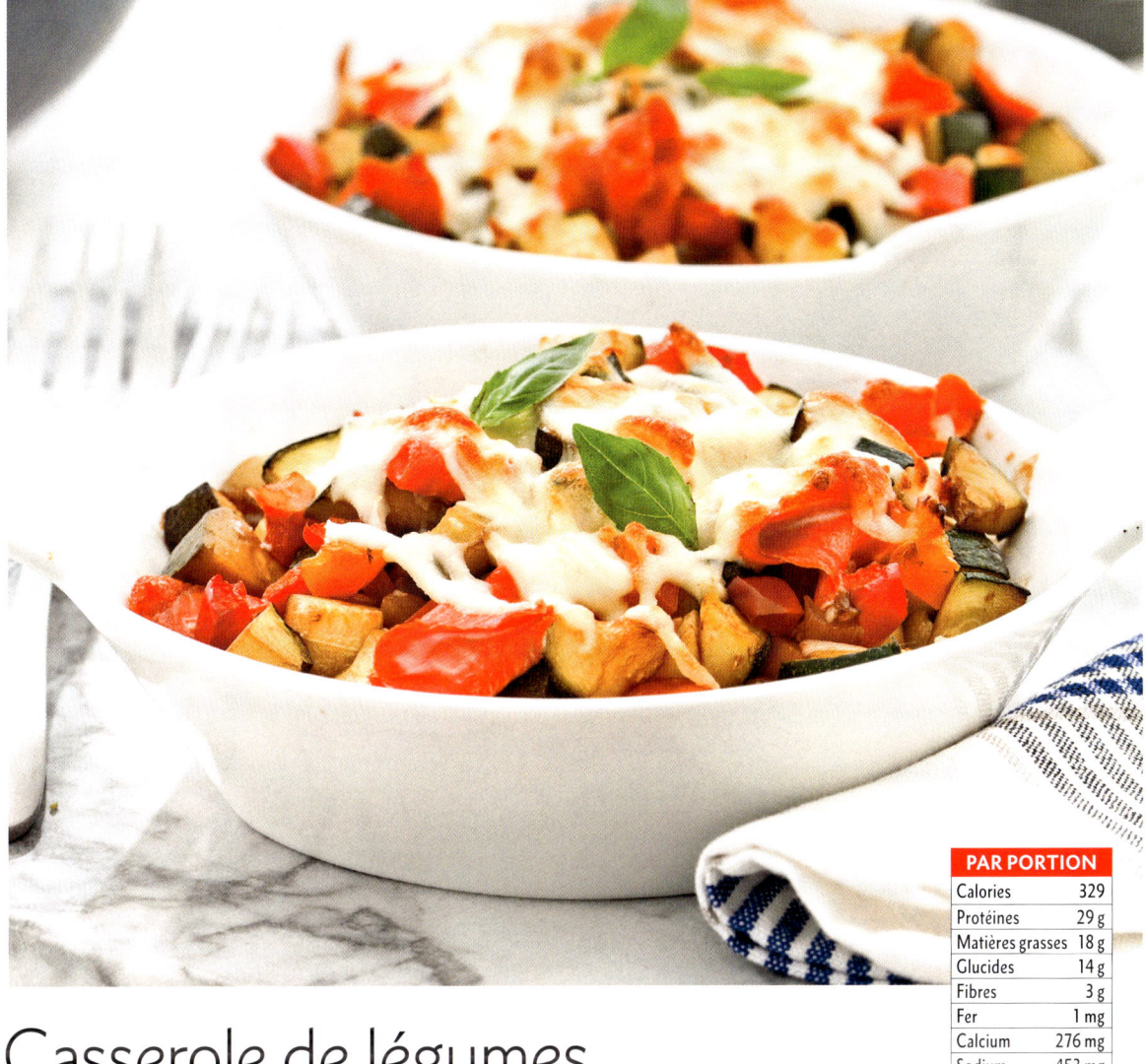

PAR PORTION	
Calories	329
Protéines	29 g
Matières grasses	18 g
Glucides	14 g
Fibres	3 g
Fer	1 mg
Calcium	276 mg
Sodium	453 mg

Casserole de légumes et saumon fumé gratinée

Préparation : 15 minutes — **Cuisson :** 10 minutes — **Quantité :** 4 portions

15 ml	(1 c. à soupe) d'huile d'olive
1	oignon coupé en dés
1	gousse d'ail émincée
3	petites courgettes coupées en dés
1	poivron orange coupé en dés
1	poivron rouge coupé en dés
30 ml	(2 c. à soupe) de vinaigre balsamique
2	tomates coupées en dés
	Sel et poivre au goût
2	paquets de saumon fumé de 120 g chacun, émincé
10	feuilles de basilic émincées
250 ml	(1 tasse) de fromage suisse râpé

—

1. Préchauffer le four à 205 °C (400 °F).

2. Dans une poêle, faire revenir l'huile avec l'oignon et l'ail de 1 à 2 minutes.

3. Ajouter les courgettes, les poivrons et le vinaigre balsamique. Poursuivre la cuisson de 2 à 3 minutes.

4. Incorporer les dés de tomates. Saler et poivrer.

5. Dans quatre ramequins, répartir les légumes, le saumon fumé et le basilic. Remuer. Parsemer de fromage.

6. Cuire au four jusqu'à ce que le fromage gratine.

—

C'est samedi, on se gâte !

C'est souvent dans les écarts du weekend ou lors des soirs de fête que l'on gagne quelques kilos ! Un surplus de poids parfois difficile à perdre, surtout si l'on conserve les mêmes habitudes. Pourtant, pas besoin de succomber aux plats les plus riches pour se faire plaisir : il est possible de se gâter intelligemment sans tomber dans l'ennui !

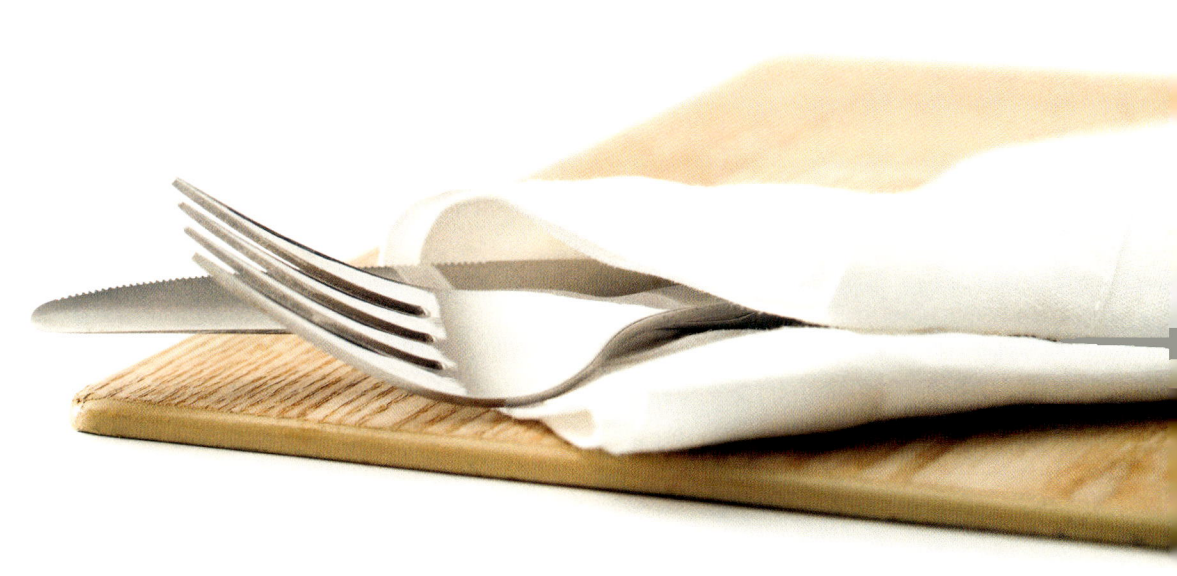

Tartare de saumon et aïoli

Préparation : 30 minutes — **Quantité :** 4 portions

PAR PORTION	
Calories	338
Protéines	32 g
Matières grasses	21 g
Glucides	4 g
Fibres	0,4 g
Fer	1 mg
Calcium	31 mg
Sodium	502 mg

450 g (1 lb) de saumon, la peau enlevée

1 paquet de saumon fumé de 120 g, coupé en dés

Quelques brins d'aneth

Pour l'aïoli :

60 ml (¼ de tasse) de mayonnaise « ½ moins de gras »

15 ml (1 c. à soupe) de jus de lime

5 ml (1 c. à thé) d'ail haché

Pour les aromates du tartare :

60 ml (¼ de tasse) d'échalotes sèches hachées

45 ml (3 c. à soupe) de cornichons à l'aneth hachés

30 ml (2 c. à soupe) d'huile d'olive

30 ml (2 c. à soupe) d'aneth haché

15 ml (1 c. à soupe) de jus de citron

15 ml (1 c. à soupe) de câpres hachées

15 ml (1 c. à soupe) de ciboulette hachée

2,5 ml (½ c. à thé) de piment d'Espelette

Sel au goût

—

1. Dans un grand bol, mélanger les ingrédients pour les aromates du tartare. Réserver au frais.

2. Préparer l'aïoli en mélangeant les ingrédients dans un bol. Réserver au frais.

3. Préparer le tartare en suivant les étapes présentées ci-dessous.

4. Garnir chacune des portions de tartare d'un brin d'aneth. Servir avec l'aïoli.

—

C'EST FACILE ! — Préparer un tartare

Premier conseil : achetez le saumon le jour même afin qu'il soit ultrafrais. Pour gagner quelques minutes, demandez à votre poissonnier de parer le filet en retirant la peau, le gras et les parties brunâtres. Voici comment procéder pour réaliser de beaux dés en un tournemain.

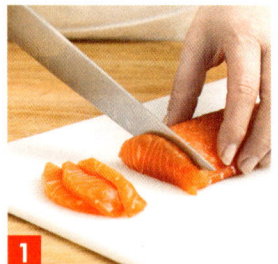

1

Trancher le filet. Couper le filet de saumon en deux sur la longueur. Réserver un demi-filet au frais. Dans l'autre demi-filet, tailler de minces tranches d'environ 0,5 cm (¼ de po) d'épaisseur.

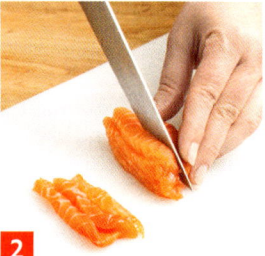

2

Tailler les tranches en bâtonnets. Déposer les tranches de saumon à plat sur la planche et les tailler de manière à obtenir des bâtonnets de même largeur que l'épaisseur des tranches (environ 0,5 cm – ¼ de po).

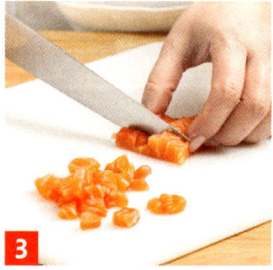

3

Tailler en dés. Couper les lanières de saumon en petits dés d'environ 0,5 cm (¼ de po). Déposer les dés dans un bol et réfrigérer. Répéter les étapes 2 à 4 avec l'autre demi-filet.

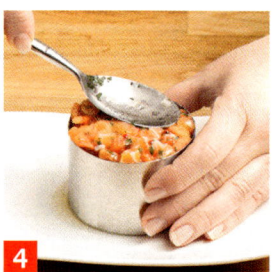

4

Mélanger et dresser. Dans le bol contenant les aromates, incorporer les dés de saumon et de saumon fumé. Déposer un emporte-pièce d'environ 7,5 cm (3 po) dans une assiette. Remplir de tartare et presser avec le dos d'une cuillère pour égaliser. Démouler délicatement. Répéter pour les autres portions.

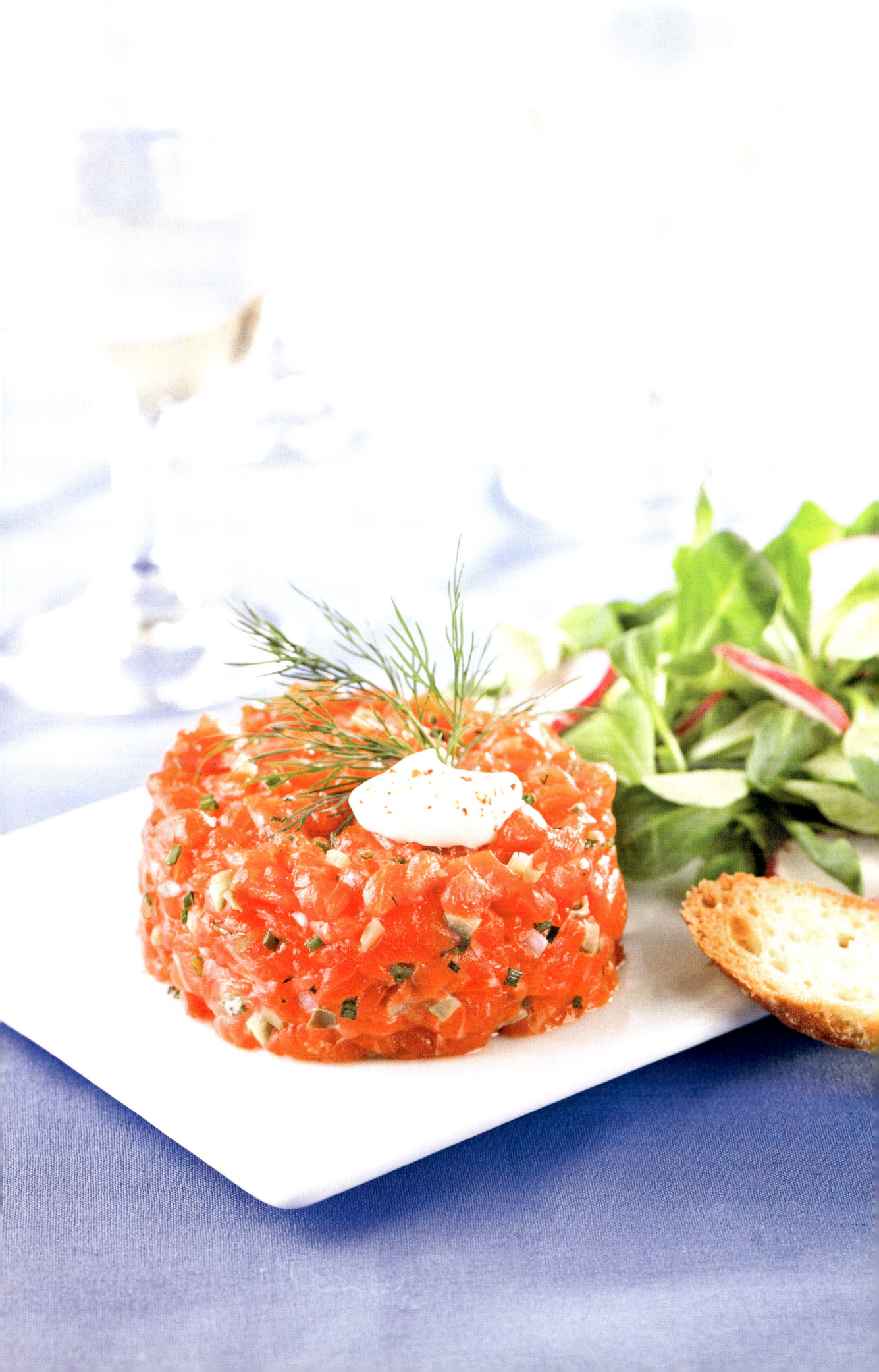

Contre-filet de bœuf, salsa de tomates confites

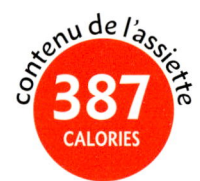

contenu de l'assiette
387 CALORIES

Préparation : 20 minutes — **Cuisson :** 8 minutes — **Quantité :** 4 portions

Pour les tomates confites :

12	tomates cerises rouges
12	tomates cerises jaunes
45 ml	(3 c. à soupe) d'échalotes sèches hachées

Pour les contre-filets :

10 ml	(2 c. à thé) de poivre noir concassé
5 ml	(1 c. à thé) de moutarde en grains
5 ml	(1 c. à thé) de graines de coriandre concassées
5 ml	(1 c. à thé) de paprika moulu
2,5 ml	(½ c. à thé) de poudre d'oignons
2,5 ml	(½ c. à thé) de poudre d'ail
4	contre-filets de bœuf de 180 g (environ ⅓ de lb) chacun
15 ml	(1 c. à soupe) de beurre
	Fleur de sel au goût

Pour la salsa :

30 ml	(2 c. à soupe) de basilic émincé
15 ml	(1 c. à soupe) de coriandre émincée
5 ml	(1 c. à thé) d'origan émincé
15 ml	(1 c. à soupe) de vinaigre balsamique blanc
	Sel et poivre au goût

—

1. Préchauffer le four à 180 °C (350 °F).

2. Couper les tomates cerises en quatre, puis mélanger avec les échalotes. Étaler sur une plaque de cuisson tapissée de papier parchemin et cuire au four de 4 à 5 minutes.

3. Mélanger le poivre avec la moutarde, la coriandre, le paprika, la poudre d'oignons et la poudre d'ail. Étaler sur les contre-filets et presser pour que les épices y adhèrent.

4. Dans une poêle, faire fondre le beurre à feu moyen. Cuire les contre-filets de 2 à 3 minutes de chaque côté à feu moyen-élevé pour une cuisson saignante.

5. Mélanger les tomates avec les fines herbes et le vinaigre balsamique blanc. Saler et poivrer.

6. Assaisonner les contre-filets de fleur de sel, puis garnir de tomates.

—

PAR PORTION	
Calories	308
Protéines	42 g
Matières grasses	11 g
Glucides	8 g
Fibres	2 g
Fer	5 mg
Calcium	45 mg
Sodium	117 mg

J'aime avec...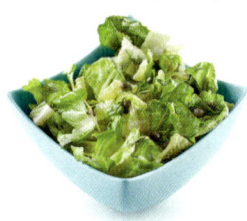

Salade classique

Par portion : 79 calories

Mélanger 500 ml (2 tasses) de roquette avec 500 ml (2 tasses) de laitue frisée verte déchiquetée, 80 ml (⅓ de tasse) d'oignon rouge émincé, 30 ml (2 c. à soupe) d'huile d'olive, 30 ml (2 c. à soupe) d'eau et 30 ml (2 c. à soupe) de vinaigre balsamique. Saler et poivrer. Garnir de copeaux de parmesan.

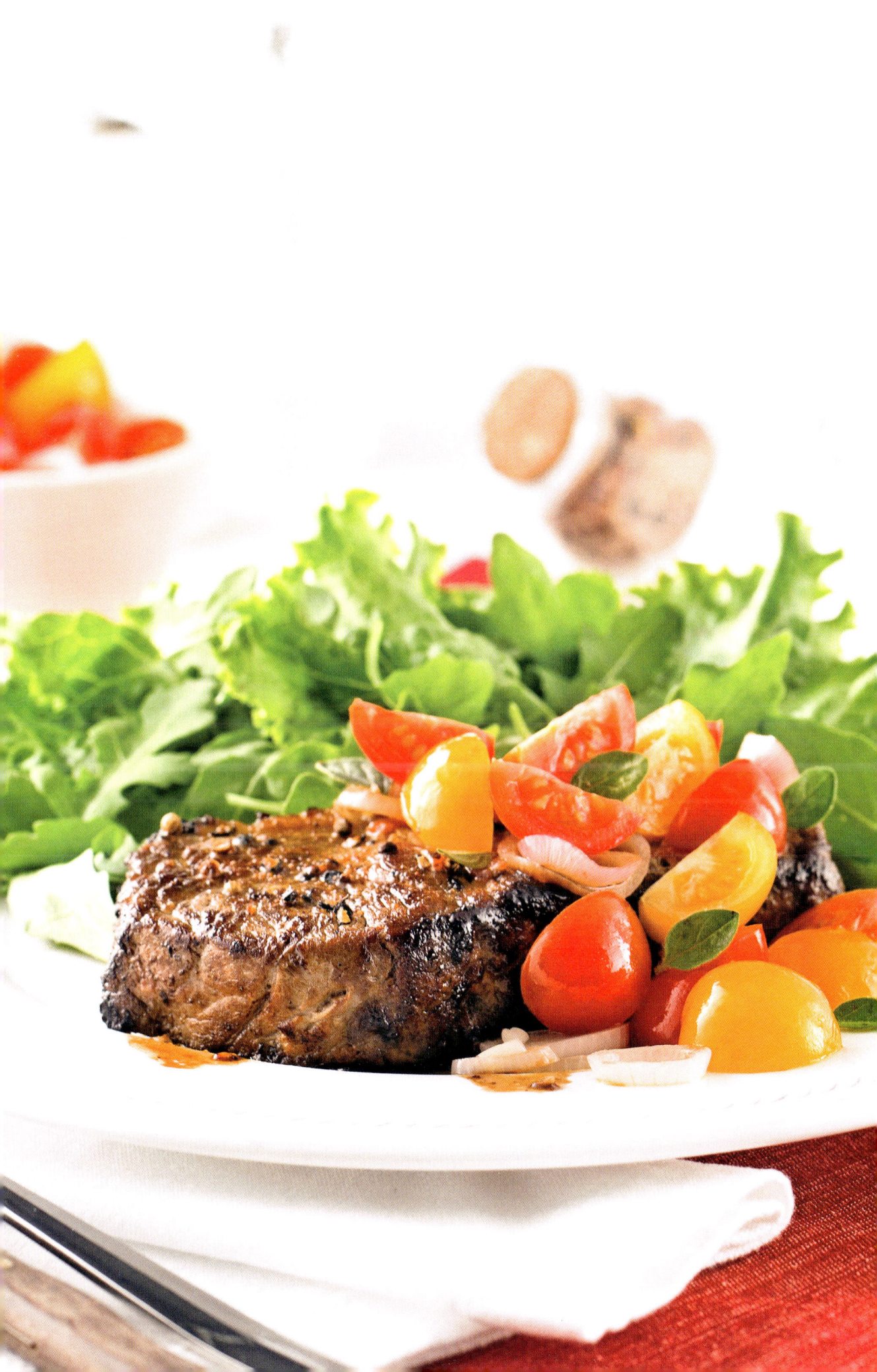

Poulet farci au brie, sauce au miel

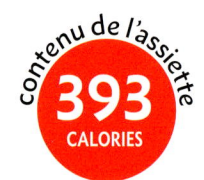

contenu de l'assiette
393
CALORIES

Préparation : 15 minutes — **Cuisson :** 15 minutes — **Quantité :** 6 portions

6	poitrines de poulet sans peau de 120 g (environ ¼ de lb) chacune
150 g	de brie coupé en dés
6	tranches de jambon serrano ou de prosciutto
15 ml	(1 c. à soupe) d'huile d'olive
180 ml	(¾ de tasse) de vin blanc
60 ml	(¼ de tasse) de miel
	Sel et poivre au goût

—

1. Préchauffer le four à 205 °C (400 °F).

2. Inciser les poitrines en deux sans les trancher complètement. Farcir avec les dés de brie.

3. Enrouler une tranche de jambon autour de chacune des poitrines.

4. Dans une poêle allant au four, chauffer l'huile à feu moyen. Cuire les poitrines de 2 à 3 minutes de chaque côté.

5. Verser le vin et le miel dans la poêle. Saler et poivrer. Cuire au four de 10 à 12 minutes, jusqu'à ce que l'intérieur de la chair ait perdu sa teinte rosée.

—

PAR PORTION	
Calories	341
Protéines	37 g
Matières grasses	13 g
Glucides	12 g
Fibres	0 g
Fer	1 mg
Calcium	55 mg
Sodium	506 mg

J'aime avec...

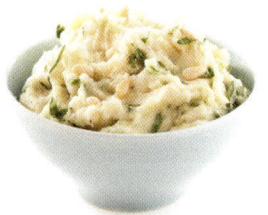

Purée de chou-fleur aux épinards

Par portion : 52 calories

Couper 1 chou-fleur en morceaux. Déposer dans une casserole d'eau bouillante salée. Cuire de 5 à 6 minutes, puis égoutter. À l'aide du mélangeur, réduire en purée avec 60 ml (¼ de tasse) de lait 1 % chaud et 15 ml (1 c. à soupe) de beurre. Incorporer 250 ml (1 tasse) de bébés épinards. Saler, poivrer et remuer.

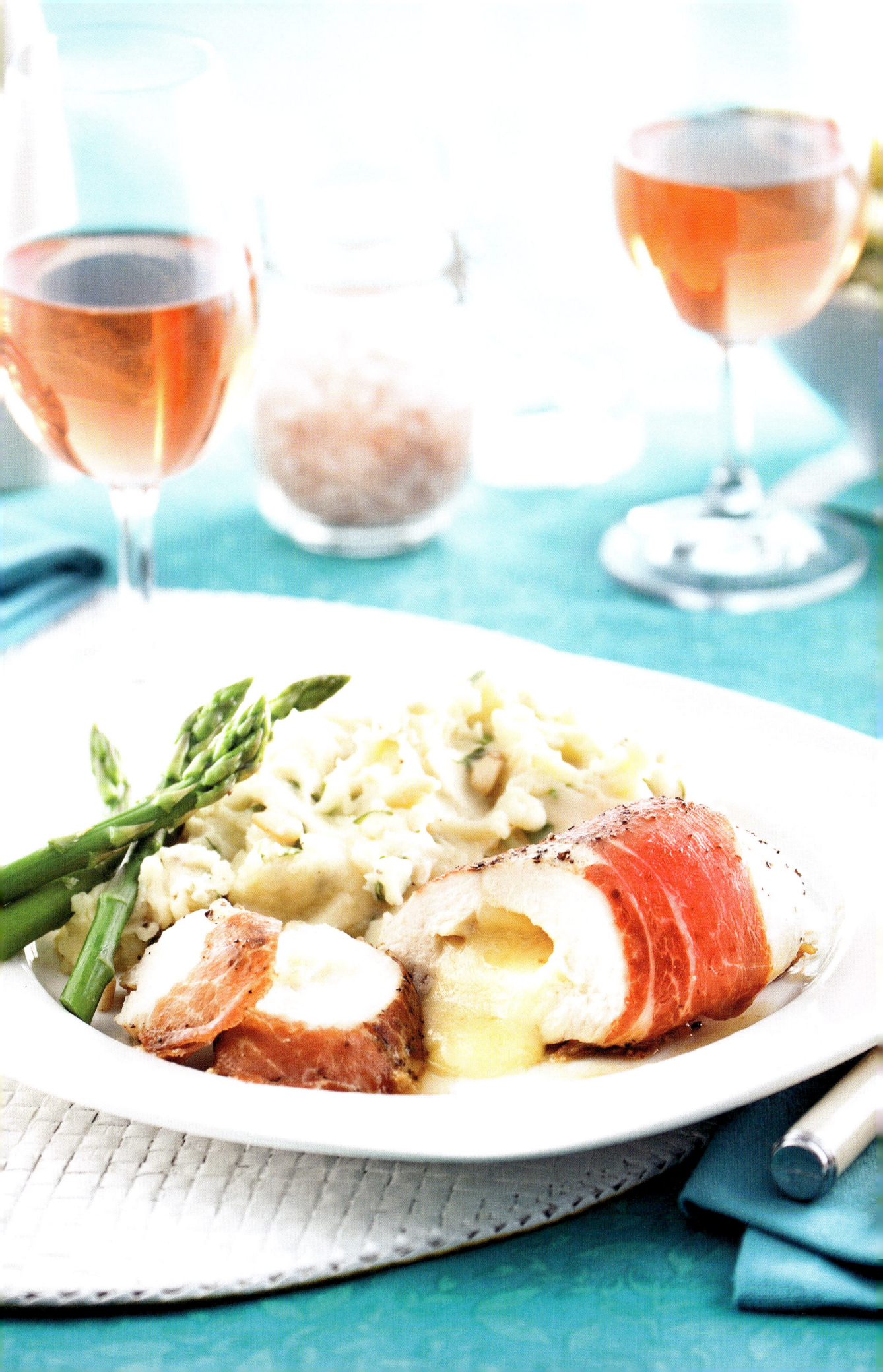

Côtelettes de veau, sauce poireaux et moutarde

Préparation : 15 minutes — Cuisson : 10 minutes — Quantité : 4 portions

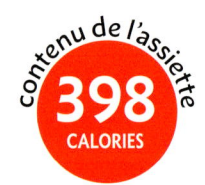

contenu de l'assiette
398 CALORIES

15 ml	(1 c. à soupe) de beurre
4	côtelettes de veau
	Sel et poivre au goût
1	sac de poireaux tranchés de 250 g (ou 2 blancs de poireau émincés)
250 ml	(1 tasse) de crème à cuisson 15 %
125 ml	(½ tasse) de bouillon de poulet
30 ml	(2 c. à soupe) de moutarde de Dijon
30 ml	(2 c. à soupe) d'estragon haché

1. Dans une poêle, faire fondre le beurre à feu moyen. Cuire les côtelettes de 2 à 3 minutes de chaque côté. Saler et poivrer. Retirer de la poêle.

2. Dans la même poêle, cuire les poireaux de 2 à 3 minutes.

3. Ajouter la crème, le bouillon et la moutarde. Saler et poivrer. Chauffer à feu doux-moyen jusqu'à ce que le liquide ait réduit du quart. Incorporer l'estragon.

4. Napper les côtelettes de sauce aux poireaux.

PAR PORTION	
Calories	352
Protéines	41 g
Matières grasses	15 g
Glucides	12 g
Fibres	2 g
Fer	4 mg
Calcium	152 mg
Sodium	297 mg

J'aime avec...

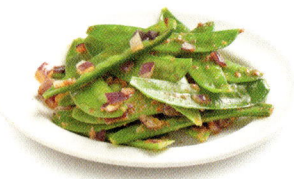

Pois mange-tout et oignon rouge

Par portion : 46 calories

Blanchir 300 g (⅔ de lb) de pois mange-tout de 3 à 4 minutes dans une casserole d'eau bouillante salée. Égoutter. Dans une poêle, faire fondre 15 ml (1 c. à soupe) de beurre léger à feu moyen. Faire revenir ½ oignon rouge coupé en dés de 1 à 2 minutes. Ajouter les pois mange-tout. Cuire de 1 à 2 minutes. Saler et poivrer.

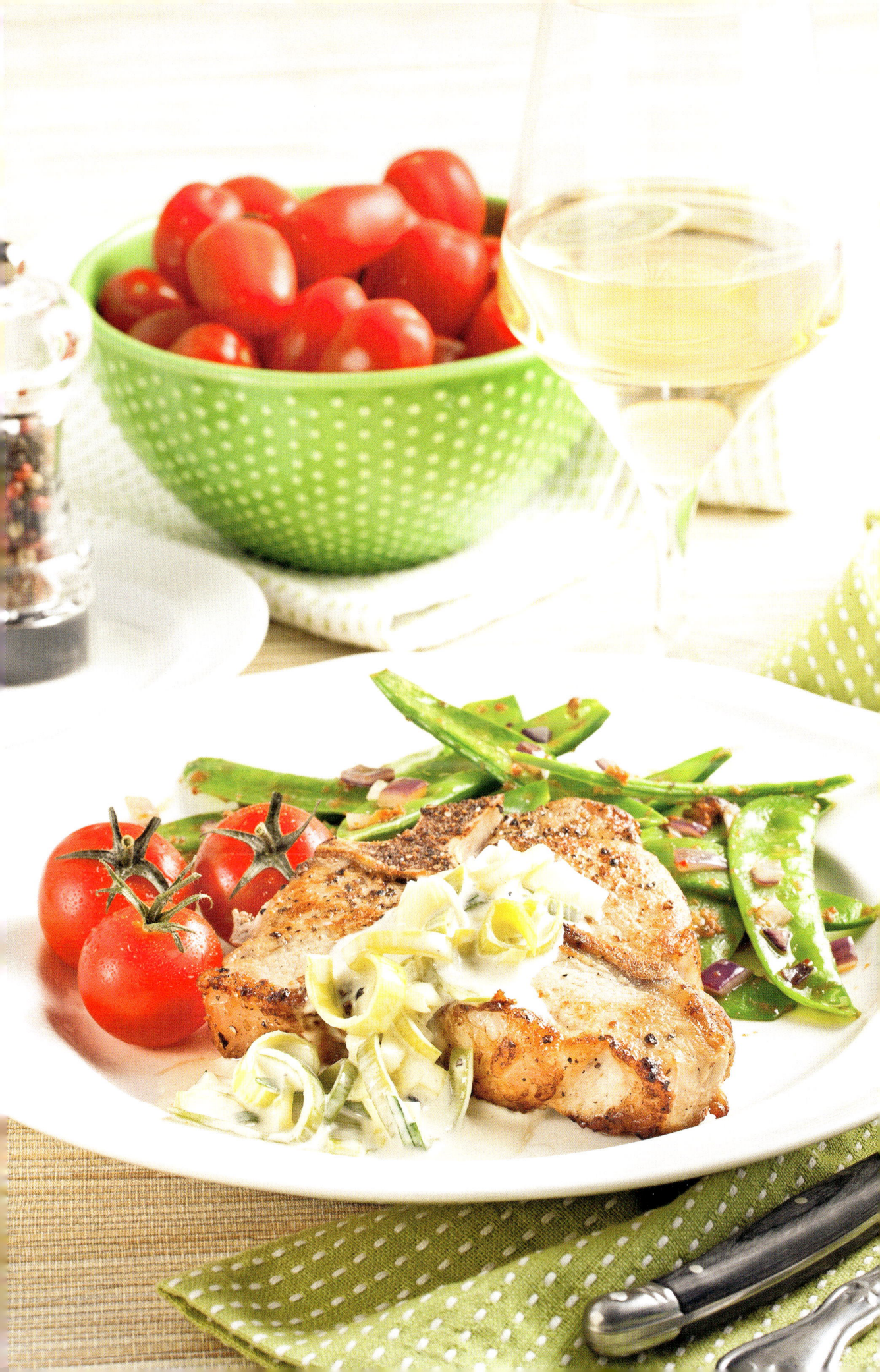

Carré d'agneau
en croûte de fines herbes

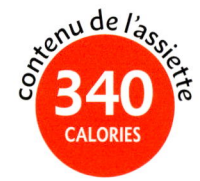

contenu de l'assiette
340 CALORIES

Préparation : 15 minutes — **Cuisson :** 20 minutes — **Quantité :** 6 portions

30 ml	(2 c. à soupe) d'huile d'olive
2	carrés d'agneau de 6 côtes chacun
180 ml	(¾ de tasse) de chapelure nature
80 ml	(⅓ de tasse) de poudre d'amandes
80 ml	(⅓ de tasse) de persil haché
	Sel et poivre au goût
45 ml	(3 c. à soupe) de moutarde de Dijon
1	contenant de sauce bordelaise de 300 ml
5 ml	(1 c. à thé) de romarin haché

—

1. Préchauffer le four à 205 °C (400 °F).

2. Dans une poêle, chauffer l'huile à feu moyen. Saisir les carrés de 2 à 3 minutes sur chacune des faces. Retirer du feu et laisser tiédir.

3. Dans le contenant du robot culinaire, mélanger la chapelure avec la poudre d'amandes et le persil. Saler et poivrer.

4. Badigeonner les carrés de moutarde et enrober du mélange de chapelure. Déposer sur une plaque de cuisson tapissée d'une feuille de papier parchemin et cuire au four de 20 à 22 minutes, jusqu'à ce que la température interne de la viande atteigne 60 °C (140 °F) sur un thermomètre à cuisson, pour une cuisson rosée.

5. Pendant ce temps, réchauffer la sauce avec le romarin dans une casserole. Servir avec les carrés.

—

PAR PORTION	
Calories	257
Protéines	18 g
Matières grasses	13 g
Glucides	17 g
Fibres	1 g
Fer	2 mg
Calcium	46 mg
Sodium	507 mg

J'aime avec...

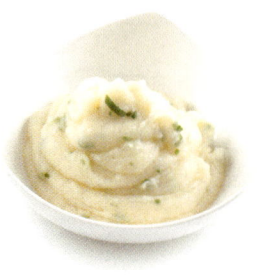

Purée de céleri-rave et pommes de terre à la ciboulette

Par portion : 83 calories

Peler et couper en cubes 1 céleri-rave et 3 pommes de terre. Cuire dans l'eau bouillante salée 15 minutes, jusqu'à ce que les légumes soient tendres. Égoutter. Réduire en purée avec 30 ml (2 c. à soupe) de beurre léger et 45 ml (3 c. à soupe) de ciboulette hachée. Saler et poivrer.

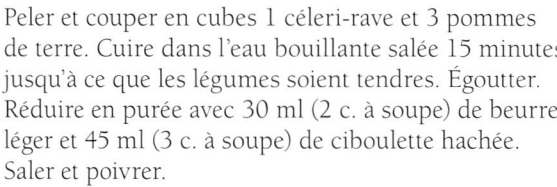

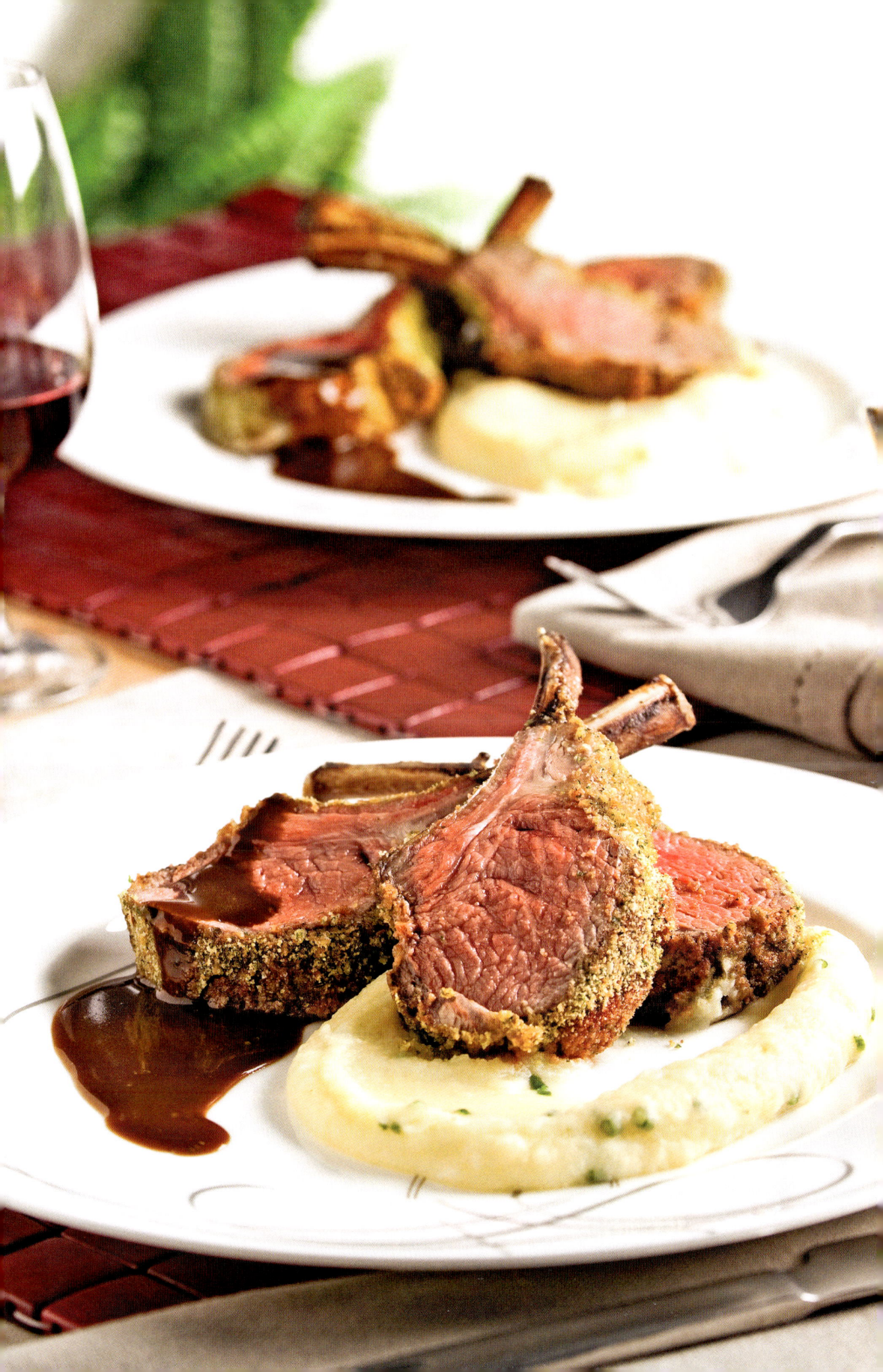

Fettucines aux poireaux et homard

Préparation : 15 minutes — **Cuisson :** 10 minutes — **Quantité :** 4 portions

225 g de fettucines

125 ml (½ tasse) de vin blanc

1 sac de poireaux tranchés de 250 g (ou 2 blancs de poireau émincés)

250 g (environ ½ lb) de chair de homard

60 ml (¼ de tasse) de beurre léger fondu

10 ml (2 c. à thé) d'ail haché

2 tomates coupées en dés

15 ml (1 c. à soupe) d'estragon haché

30 ml (2 c. à soupe) d'aneth haché

Sel et poivre au goût

—

1. Dans une casserole d'eau bouillante salée, cuire les pâtes *al dente*. Égoutter.

2. Pendant ce temps, chauffer le vin blanc à feu moyen dans une autre casserole. Ajouter les poireaux et cuire de 3 à 4 minutes, jusqu'à tendreté.

3. Ajouter la chair de homard, le beurre, l'ail et les dés de tomate. Cuire de 2 à 3 minutes.

4. Incorporer les pâtes, l'estragon et l'aneth. Saler, poivrer et réchauffer 1 minute.

—

LE SAVIEZ-VOUS ?

—

On peut se procurer du homard à l'année

Pour le bonheur des gourmets, le homard est offert au supermarché toute l'année, vivant ou cuit. Cependant, la meilleure période pour consommer le homard frais s'étend de la mi-mai jusqu'à la fin du mois de juin. Hors-saison, il faudra soit débourser un peu plus pour un homard frais, soit acheter de la chair de homard surgelée (qui est tout aussi bonne !).

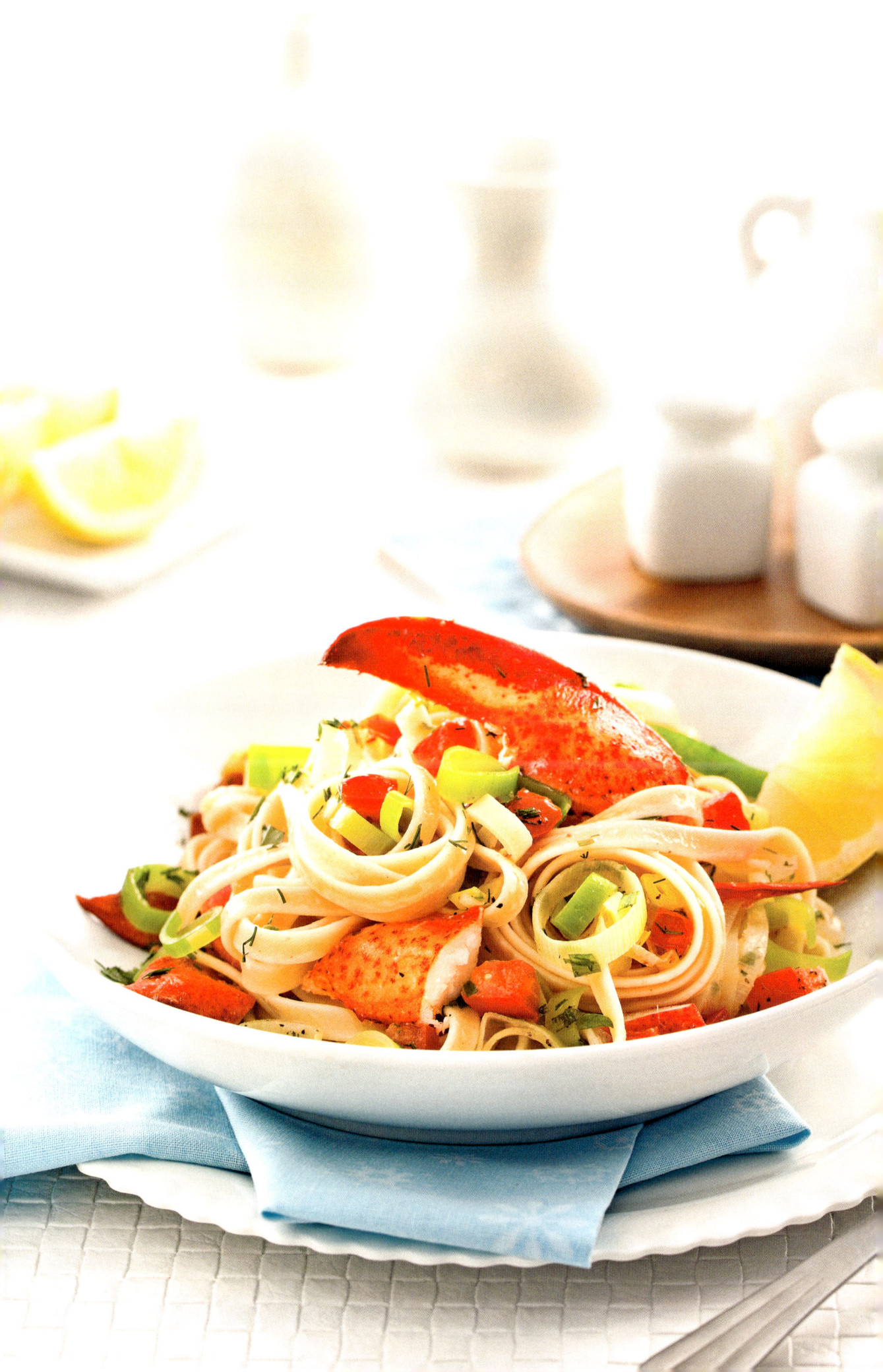

Médaillons de wapiti, sauce aux framboises

Préparation : 15 minutes — **Cuisson** : 10 minutes — **Quantité** : 4 portions

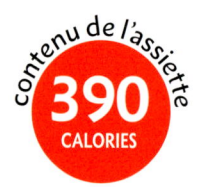

contenu de l'assiette
390 CALORIES

15 ml	(1 c. à soupe) d'huile de canola
4	médaillons de wapiti ou de cerf rouge de 150 g (⅓ de lb) chacun
60 ml	(¼ de tasse) d'échalotes sèches hachées
125 ml	(½ tasse) de vin rouge
250 ml	(1 tasse) de sauce demi-glace
80 ml	(⅓ de tasse) de gelée de groseilles ou de cassis
125 ml	(½ tasse) de framboises
	Sel et poivre au goût

1. Dans une poêle, chauffer l'huile à feu moyen. Cuire les médaillons de 3 à 4 minutes de chaque côté. Transférer dans une assiette.

2. Dans la même poêle, cuire les échalotes 1 minute.

3. Ajouter le vin rouge, la sauce demi-glace et la gelée. Cuire à feu doux-moyen de 2 à 3 minutes.

4. Ajouter les médaillons et les framboises. Saler, poivrer et cuire 1 minute.

PAR PORTION	
Calories	273
Protéines	36 g
Matières grasses	6 g
Glucides	12 g
Fibres	2 g
Fer	5 mg
Calcium	27 mg
Sodium	499 mg

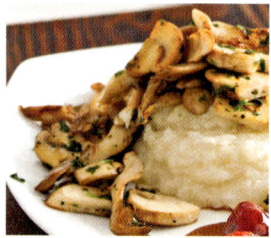

J'aime avec...

Purée de chou-fleur et champignons poêlés

Par portion : 117 calories

Couper ½ chou-fleur et 3 pommes de terre en cubes. Cuire de 15 à 20 minutes dans l'eau bouillante salée. Égoutter, puis réduire en purée à l'aide du robot culinaire. Ajouter 15 ml (1 c. à soupe) de beurre. Saler et poivrer. Dans une poêle, faire fondre 15 ml (1 c. à soupe) de beurre léger à feu moyen. Poêler 4 pleurotes et 6 champignons émincés de 2 à 3 minutes. Ajouter 5 ml (1 c. à thé) d'ail haché et 30 ml (2 c. à soupe) de persil haché. Saler, poivrer et remuer. Servir les champignons sur la purée.

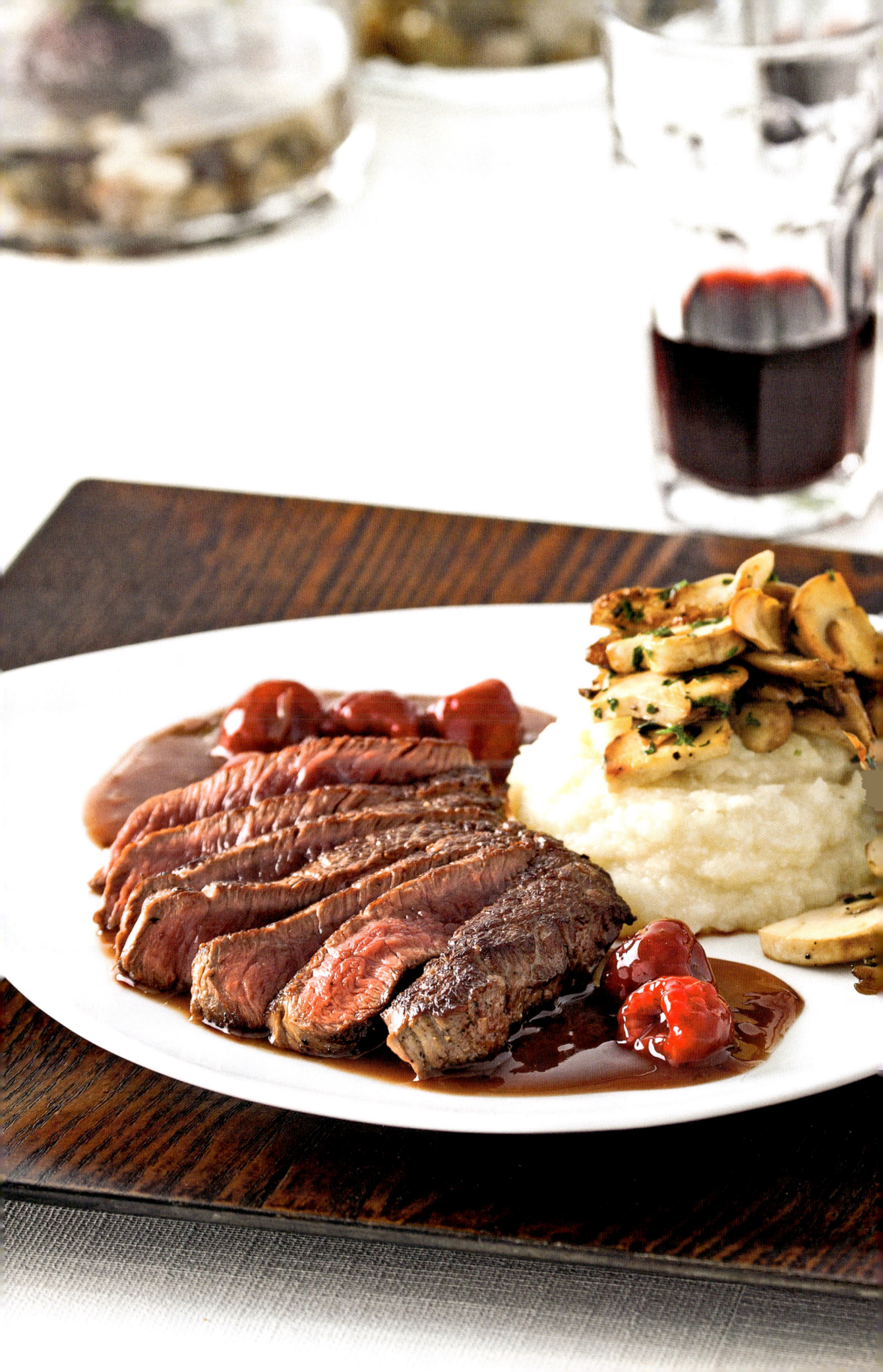

Pétoncles sauce au fromage et julienne de légumes

Préparation : 15 minutes — **Cuisson :** 8 minutes — **Quantité :** 4 portions

1	grosse carotte
¼	de rutabaga
1	courgette
30 ml	(2 c. à soupe) d'huile d'olive
	Sel et poivre au goût
20	gros pétoncles (calibre U20)
1	contenant de fromage crémeux ail et fines herbes (de type Boursin Cuisine) de 245 g

—

1. Couper les légumes en julienne.

2. Dans une poêle, chauffer 15 ml (1 c. à soupe) d'huile d'olive à feu moyen. Cuire la julienne de légumes de 3 à 4 minutes en remuant. Saler et poivrer. Réserver.

3. Dans une autre poêle, chauffer le reste de l'huile à feu moyen. Cuire les pétoncles de 1 à 2 minutes de chaque côté. Saler et poivrer. Déposer les pétoncles dans une assiette.

4. Dans la poêle ayant servi à la cuisson des pétoncles, chauffer le fromage crémeux ail et fines herbes à feu doux-moyen jusqu'aux premiers bouillons.

5. Répartir la julienne de légumes dans les assiettes. Garnir chacune des portions de pétoncles et napper de sauce au fromage.

—

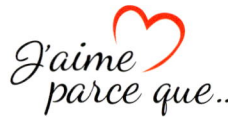 J'aime parce que...

Des spaghettis de légumes, ça fait différent !

Les spaghettis de légumes n'ont rien à envier au spaghetti de blé ! Au contraire, ils font des assiettes plus colorées et sont à la fois tendres et croquants sous la dent. En plus de fournir des vitamines et des minéraux, ils permettent d'épargner sur les calories. On adopte !

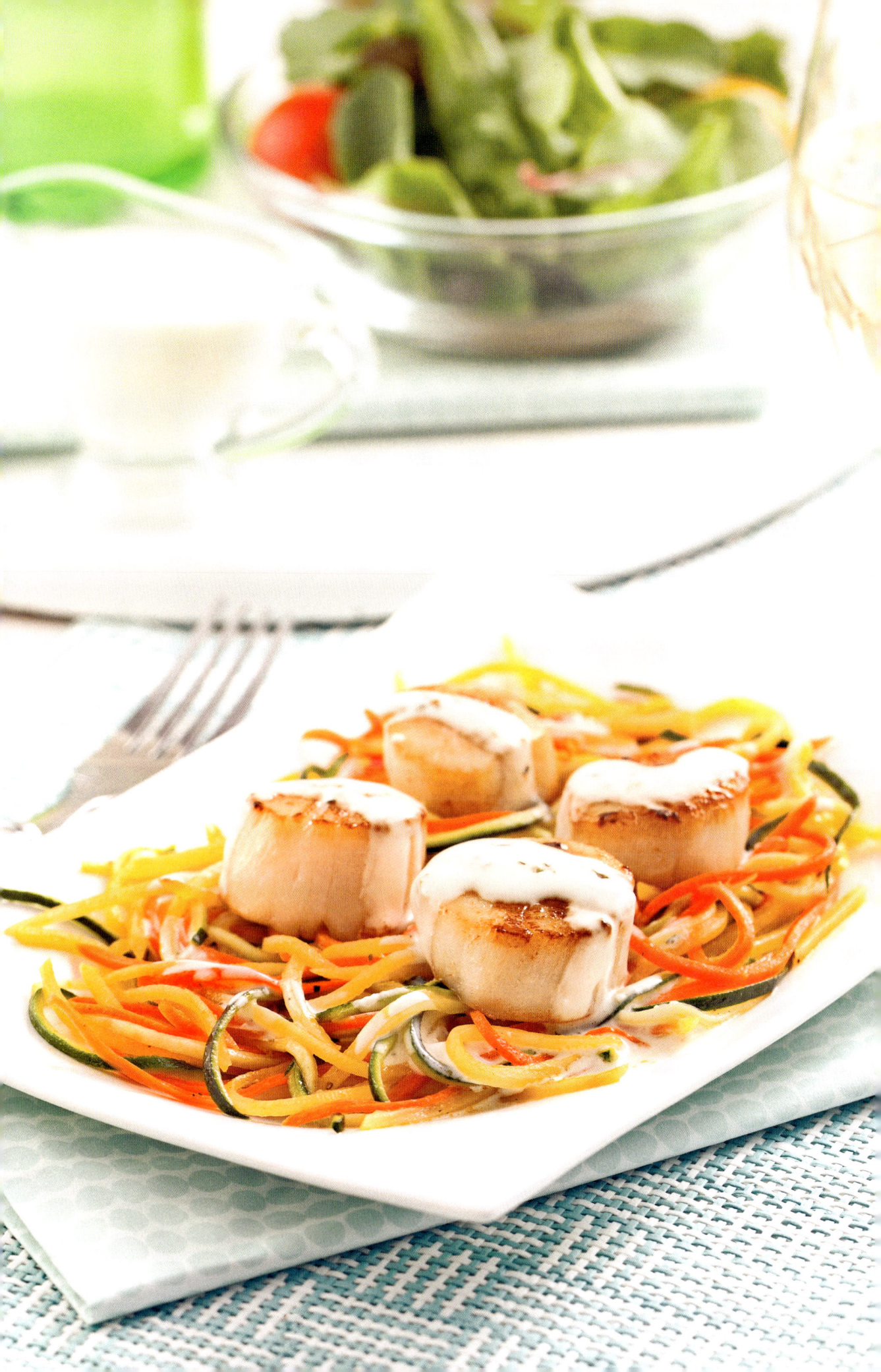

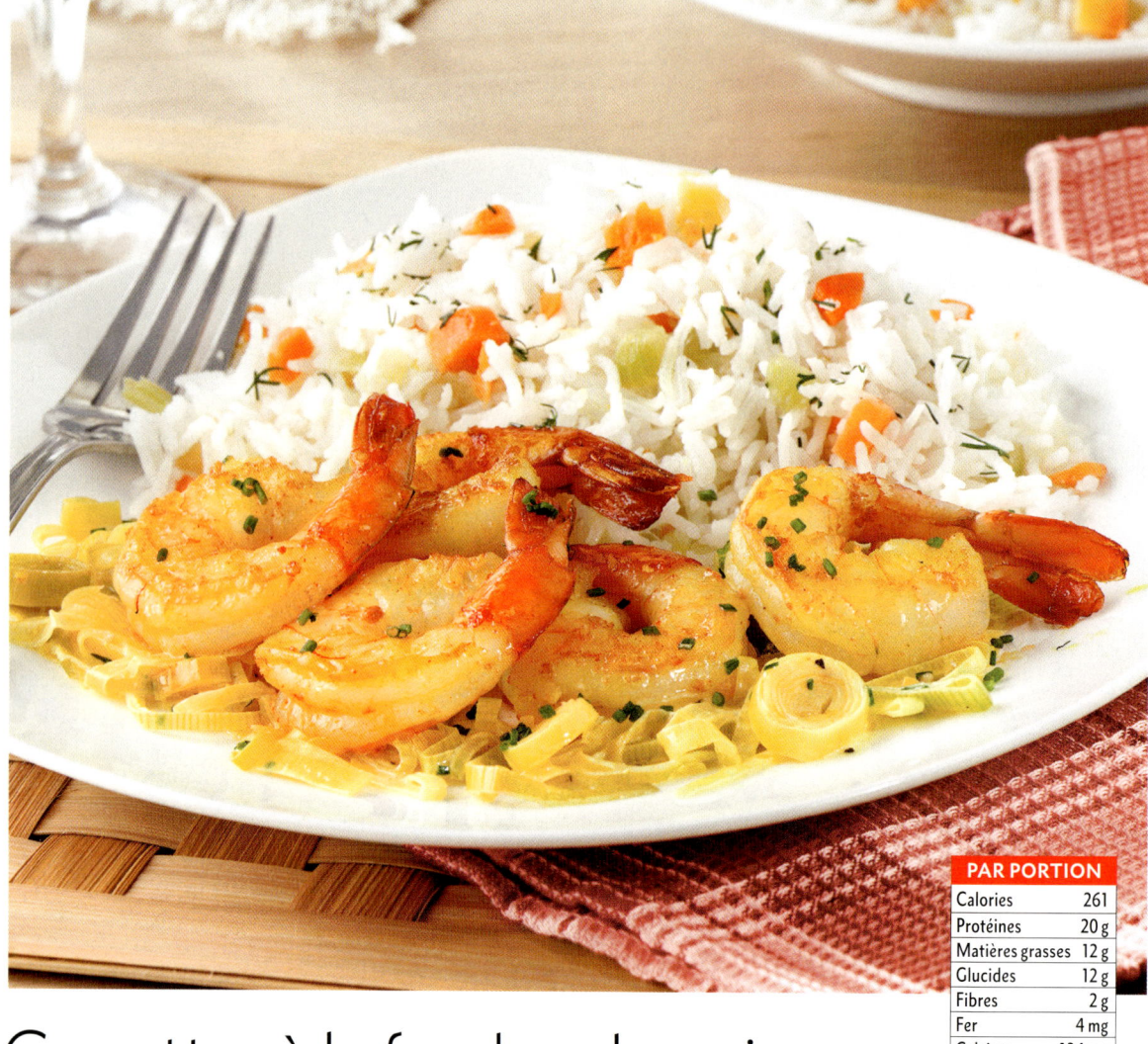

PAR PORTION	
Calories	261
Protéines	20 g
Matières grasses	12 g
Glucides	12 g
Fibres	2 g
Fer	4 mg
Calcium	134 mg
Sodium	162 mg

Crevettes à la fondue de poireaux

Préparation : 15 minutes — **Cuisson :** 8 minutes — **Quantité :** 4 portions

15 ml	(1 c. à soupe) d'huile d'olive
2,5 ml	(½ c. à thé) de curcuma
1	sac de crevettes moyennes (calibre 31/40) de 350 g, crues et décortiquées
1	sac de poireaux tranchés de 250 g
125 ml	(½ tasse) de vin blanc
180 ml	(¾ de tasse) de crème à cuisson 15 %
	Sel et poivre au goût
45 ml	(3 c. à soupe) de ciboulette hachée

—

1. Dans une poêle, chauffer l'huile avec le curcuma à feu moyen.

2. Ajouter les crevettes dans la poêle et cuire de 1 à 2 minutes de chaque côté. Retirer de la poêle.

3. Dans la même poêle, cuire les poireaux de 4 à 5 minutes à feu doux-moyen.

4. Verser le vin blanc et laisser réduire complètement.

5. Ajouter la crème. Saler et poivrer. Cuire de 2 à 3 minutes.

6. Incorporer les crevettes et la ciboulette.

—

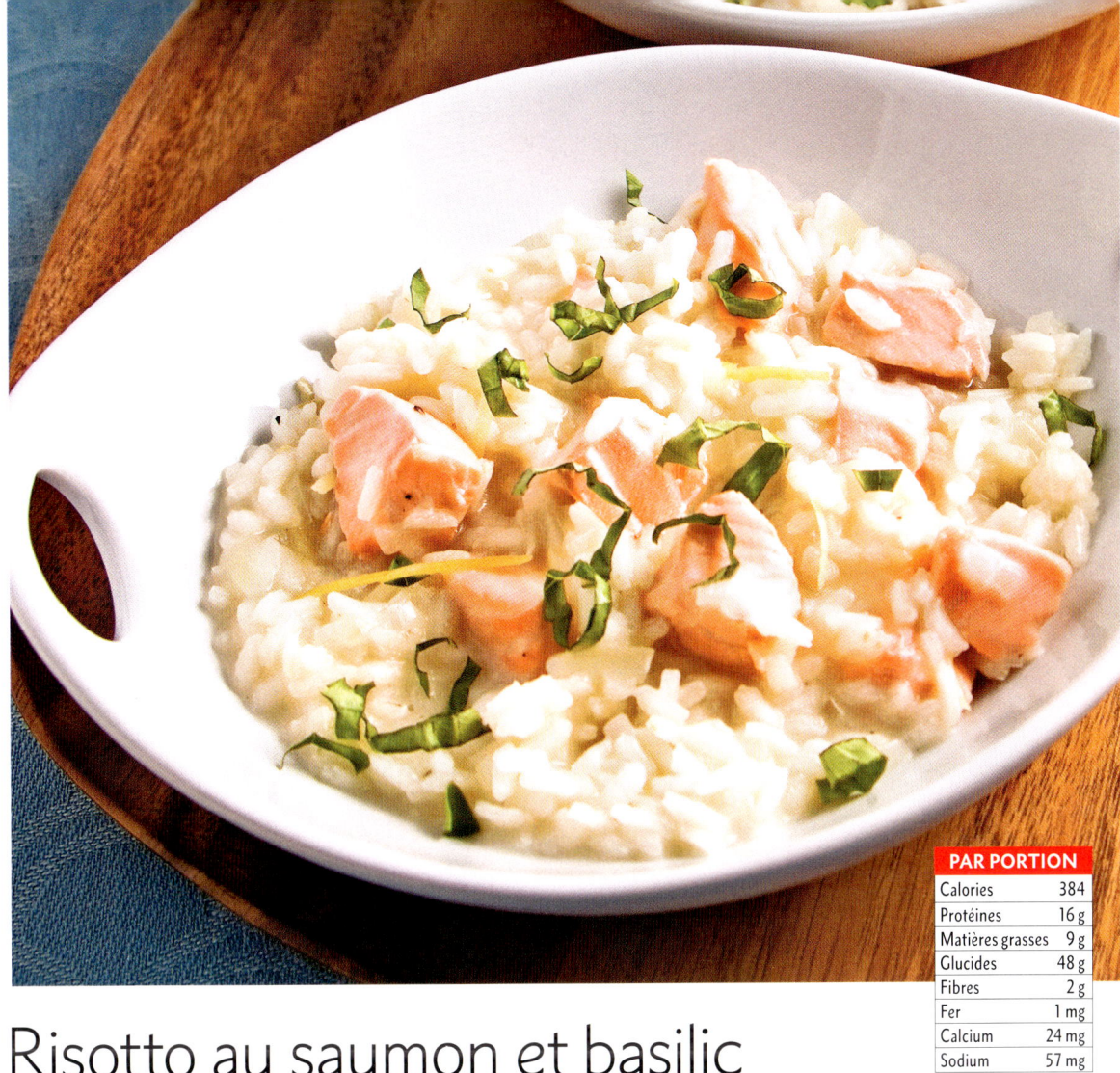

PAR PORTION	
Calories	384
Protéines	16 g
Matières grasses	9 g
Glucides	48 g
Fibres	2 g
Fer	1 mg
Calcium	24 mg
Sodium	57 mg

Risotto au saumon et basilic

Préparation : 15 minutes — **Cuisson :** 20 minutes — **Quantité :** 4 portions

750 ml	(3 tasses) de fumet de poisson ou de bouillon de légumes
15 ml	(1 c. à soupe) d'huile d'olive
1	oignon haché
250 ml	(1 tasse) de riz arborio
180 ml	(¾ de tasse) de vin blanc
15 ml	(1 c. à soupe) de zestes de citron
250 g	(environ ½ lb) de filets de saumon, la peau enlevée et coupés en dés
30 ml	(2 c. à soupe) de basilic émincé
15 ml	(1 c. à soupe) de beurre

—

1. Dans une casserole, porter le fumet à ébullition. Maintenir chaud à feu doux.

2. Dans une autre casserole, chauffer l'huile à feu moyen. Saisir l'oignon 1 minute et ajouter le riz. Cuire de 30 à 45 secondes en remuant.

3. Ajouter le vin blanc et les zestes. Cuire en remuant jusqu'à absorption complète du liquide.

4. Verser 250 ml (1 tasse) de fumet chaud. Cuire en remuant jusqu'à absorption complète du liquide. Répéter une deuxième fois.

5. Verser le reste du fumet, puis ajouter le saumon et le basilic.

6. Une fois le liquide absorbé, incorporer le beurre. Servir immédiatement.

—

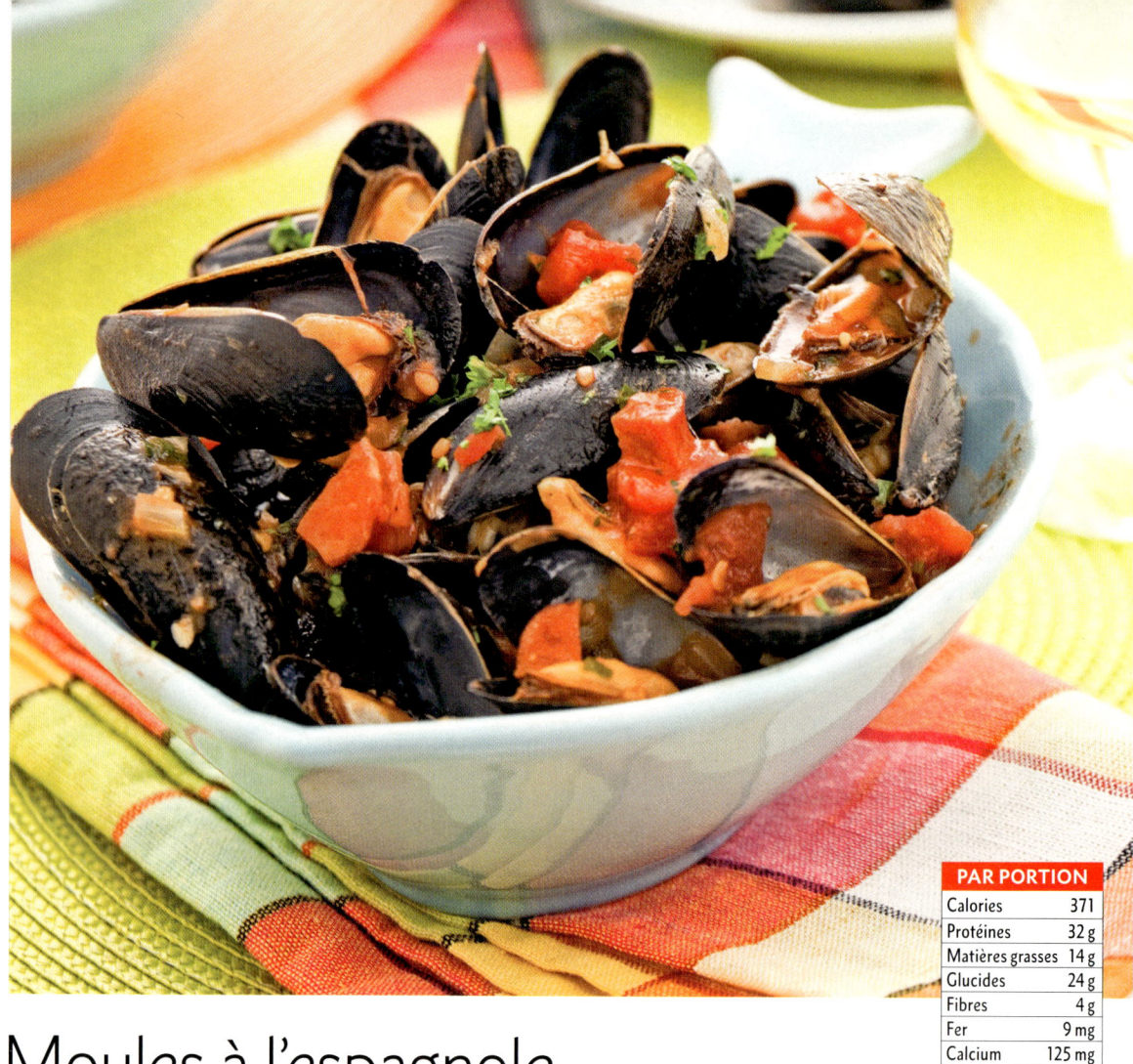

PAR PORTION	
Calories	371
Protéines	32 g
Matières grasses	14 g
Glucides	24 g
Fibres	4 g
Fer	9 mg
Calcium	125 mg
Sodium	1 829 mg

Moules à l'espagnole

Préparation : 15 minutes — **Cuisson :** 5 minutes — **Quantité :** 4 portions

2 kg	(environ 4 ½ lb) de moules
15 ml	(1 c. à soupe) de beurre léger
1	oignon haché
150 g	(⅓ de lb) de chorizo coupé en dés
1	boîte de tomates en dés de 540 ml
125 ml	(½ tasse) de vin blanc
250 ml	(1 tasse) de sauce tomate
	Sel et poivre au goût
45 ml	(3 c. à soupe) de persil haché

—

1. Laver les moules et les égoutter.

2. Dans une grande casserole, faire fondre le beurre à feu moyen. Saisir l'oignon et le chorizo 2 minutes.

3. Ajouter les tomates en dés, le vin et la sauce. Saler et poivrer. Laisser mijoter 5 minutes à feu moyen.

4. Ajouter les moules, remuer et couvrir. Cuire de 5 à 6 minutes, jusqu'à ce que les moules soient ouvertes.

5. Répartir dans les assiettes et parsemer de persil.

—

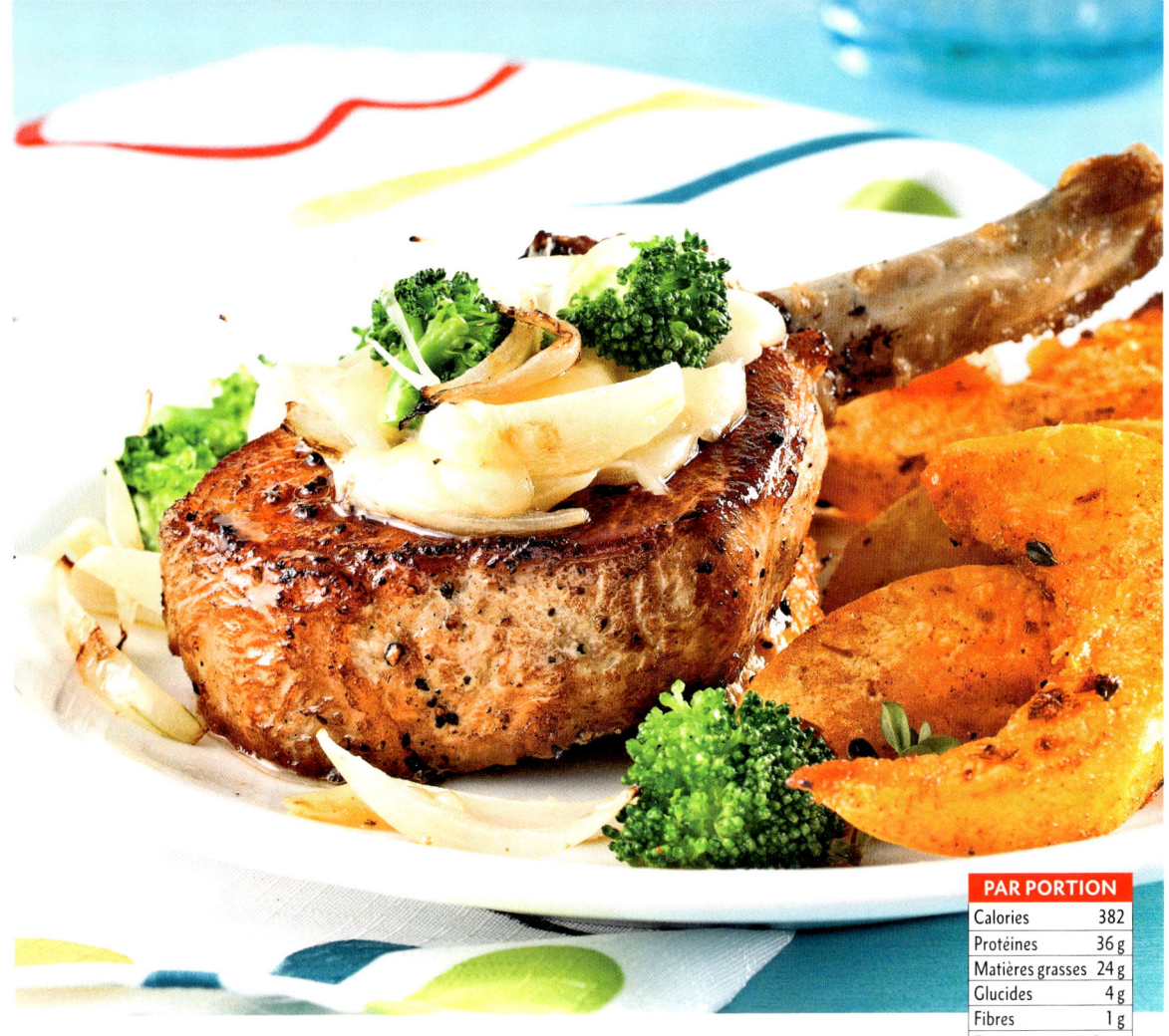

PAR PORTION	
Calories	382
Protéines	36 g
Matières grasses	24 g
Glucides	4 g
Fibres	1 g
Fer	1 mg
Calcium	145 mg
Sodium	319 mg

Côtelettes de porc au brocoli et fromage

Préparation : 15 minutes — **Cuisson :** 10 minutes — **Quantité :** 4 portions

30 ml (2 c. à soupe) d'huile de canola

4 côtelettes de porc

Sel et poivre au goût

1 oignon émincé

375 ml (1 ½ tasse) de brocoli coupé en petits bouquets

200 g de fromage fumé (de type Le Calumet)

1. Préchauffer le four à 205 °C (400 °F).

2. Dans une poêle allant au four, chauffer l'huile à feu moyen. Saisir les côtelettes de 2 à 3 minutes de chaque côté. Saler et poivrer. Réserver dans une assiette.

3. Dans la même poêle, cuire l'oignon de 1 à 2 minutes.

4. Ajouter le brocoli et cuire 2 minutes. Réserver dans une assiette.

5. Remettre les côtelettes dans la poêle. Répartir la garniture et le fromage sur les côtelettes. Cuire au four de 6 à 8 minutes.

Des classiques version minceur

Nos classiques préférés en version allégée, mais avec le même bon goût? Oui, c'est possible! Des escalopes de veau parmigiana au macaroni au fromage, en passant par le poulet Général Tao et les côtes levées, nul besoin de se priver ni de couper dans les ingrédients quand les recettes sont déjà adaptées pour être moins caloriques. Un p'tit plaisir pas coupable du tout!

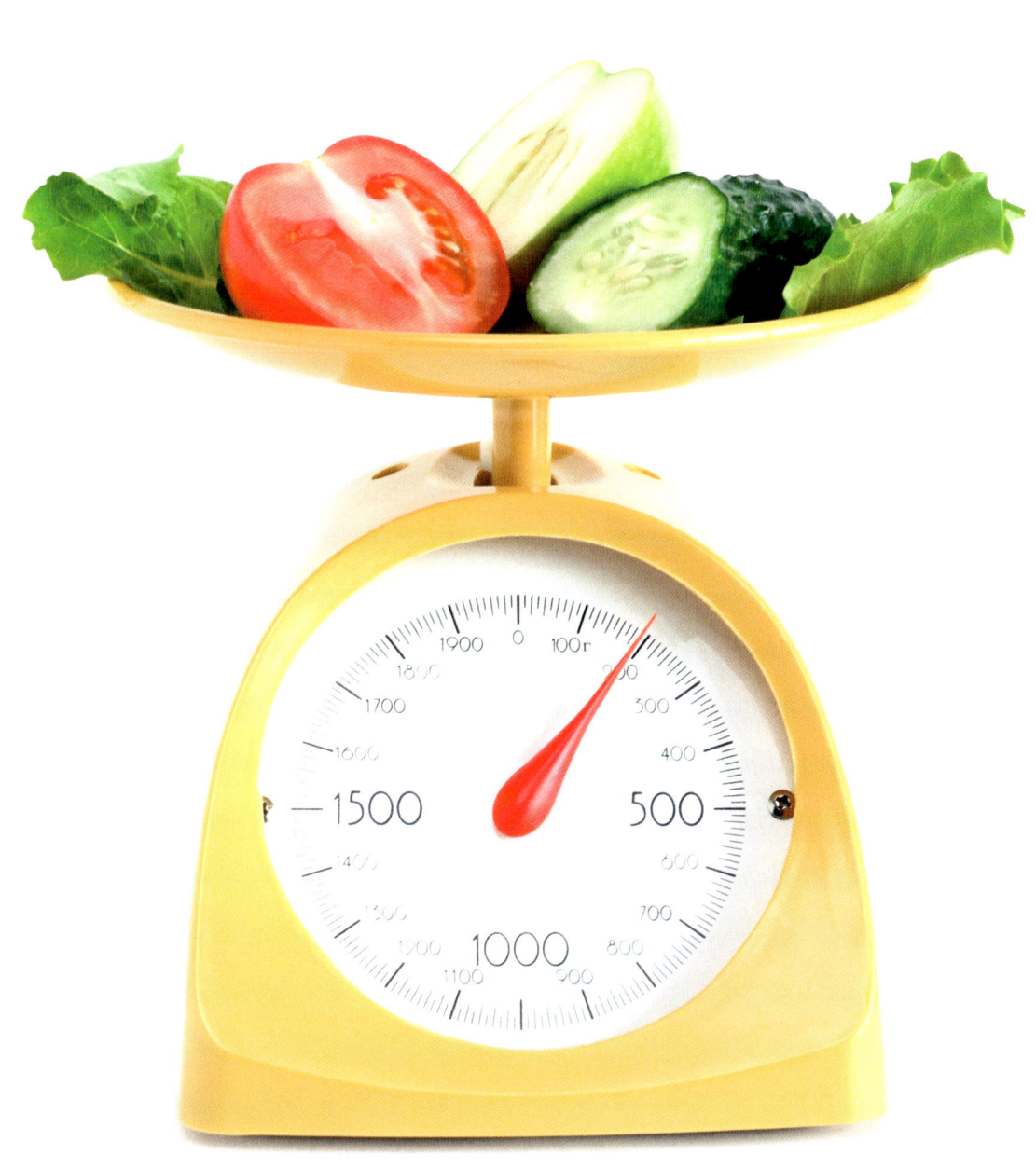

Côtes levées style barbecue

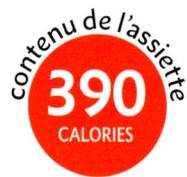

contenu de l'assiette
390 CALORIES

Préparation : 15 minutes — **Cuisson :** 1 heure 25 minutes
Quantité : de 8 à 10 portions

2,2 kg	(4,8 lb) de côtes levées de dos de porc
180 ml	(¾ de tasse) de ketchup
60 ml	(¼ de tasse) de mélasse
60 ml	(¼ de tasse) de sauce Worcestershire
80 ml	(⅓ de tasse) de bière blonde
1,25 ml	(¼ de c. à thé) de fumée liquide

—

1. Dans une grande casserole, déposer les côtes levées et couvrir d'eau froide. Porter à ébullition. Cuire 1 heure à feu doux-moyen. Égoutter et rincer sous l'eau froide.

2. Préchauffer le four à 190 °C (375 °F).

3. Dans un bol, mélanger le ketchup avec la mélasse, la sauce Worcestershire, la bière et la fumée liquide.

4. Ajouter les côtes levées dans le bol. Remuer afin de bien enrober la viande de sauce.

5. Déposer les côtes levées sur une plaque de cuisson tapissée de papier parchemin. Cuire au four de 25 à 30 minutes.

—

PAR PORTION	
Calories	358
Protéines	22 g
Matières grasses	24 g
Glucides	12 g
Fibres	0,3 g
Fer	2 mg
Calcium	46 mg
Sodium	386 mg

J'aime avec...

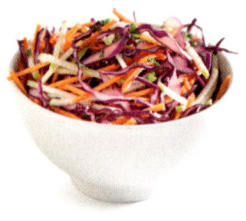

Salade de chou colorée

Par portion : 32 calories

Dans un saladier, mélanger 60 ml (¼ de tasse) de yogourt grec nature 0 % avec 30 ml (2 c. à soupe) de jus de citron, 30 ml (2 c. à soupe) de miel et 60 ml (¼ de tasse) de persil haché. Saler et poivrer. Ajouter 500 ml (2 tasses) de chou rouge émincé ainsi que 1 carotte et 1 pomme verte taillées en julienne. Remuer.

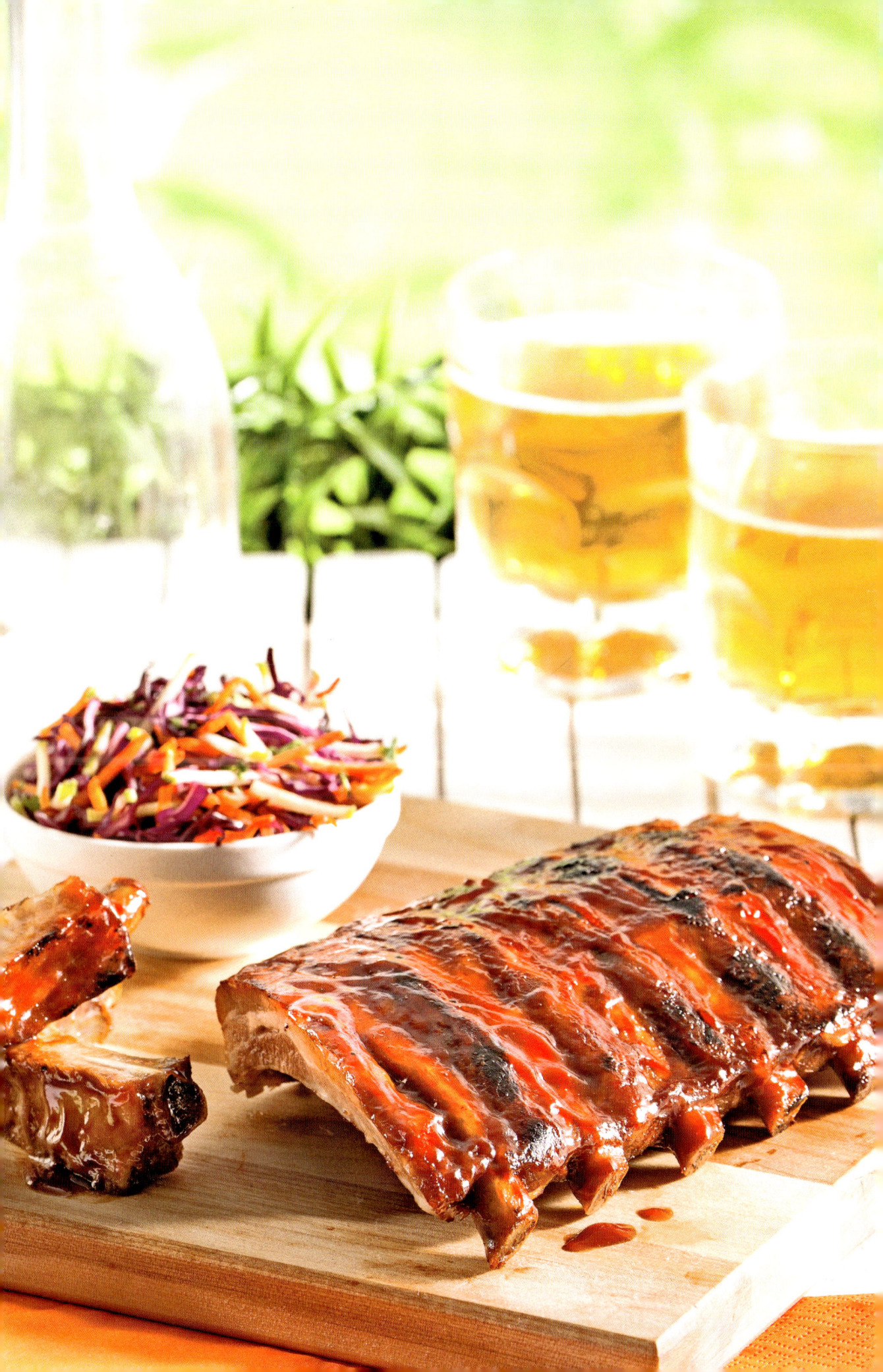

Poulet Général Tao

Préparation : 40 minutes — **Cuisson** : 10 minutes — **Quantité** : 4 portions

Pour la sauce :

125 ml	(½ tasse) de bouillon de poulet sans sel ajouté
60 ml	(¼ de tasse) de ketchup
30 ml	(2 c. à soupe) de sauce soya réduite en sodium
30 ml	(2 c. à soupe) de vinaigre de riz
30 ml	(2 c. à soupe) de sauce hoisin
30 ml	(2 c. à soupe) de miel
15 ml	(1 c. à soupe) d'huile de sésame (non grillé)
15 ml	(1 c. à soupe) de gingembre haché
5 ml	(1 c. à thé) de fécule de maïs
1	piment thaï haché finement

Pour le sauté :

1	poivron rouge
1	poivron jaune
½	oignon rouge
2	oignons verts
425 g	(environ 1 lb) de poitrines de poulet sans peau
60 ml	(¼ de tasse) de fécule de maïs
30 ml	(2 c. à soupe) d'huile de canola
16	pois mange-tout
	Sel au goût

—

1. Dans un bol, mélanger les ingrédients de la sauce.

2. Émincer les poivrons, l'oignon rouge et les oignons verts. Couper les poitrines de poulet en cubes d'environ 2 cm (¾ de po). Enrober les cubes de poulet de fécule, puis secouer pour enlever l'excédent.

3. Dans une poêle ou dans un wok, chauffer l'huile à feu moyen. Cuire les cubes de 7 à 10 minutes, en procédant par petites quantités, jusqu'à ce que le poulet soit bien doré. Égoutter les cubes sur du papier absorbant.

4. Au besoin, retirer un peu d'huile de cuisson. Dans la même poêle, cuire les poivrons, l'oignon rouge et les pois mange-tout de 2 à 3 minutes.

5. Verser la sauce et porter à ébullition en remuant.

6. Remettre les cubes de poulet dans la poêle et ajouter les oignons verts. Cuire de 1 à 2 minutes. Saler.

—

LE SAVIEZ-VOUS ?

—

Le même bon goût… les calories en moins !

Généralement composé de morceaux de volaille panés et frits, un Général Tao classique fournit environ 650 calories (parfois le double !). Grâce à notre version allégée, vous pourrez enfin vous en régaler sans la moindre culpabilité. Outre le fait que le poulet est préparé sans panure ni friture, cette recette revisitée offre une bonne portion de légumes vitaminés, le tout enrobé d'une sauce Tao sucrée-salée bien relevée.

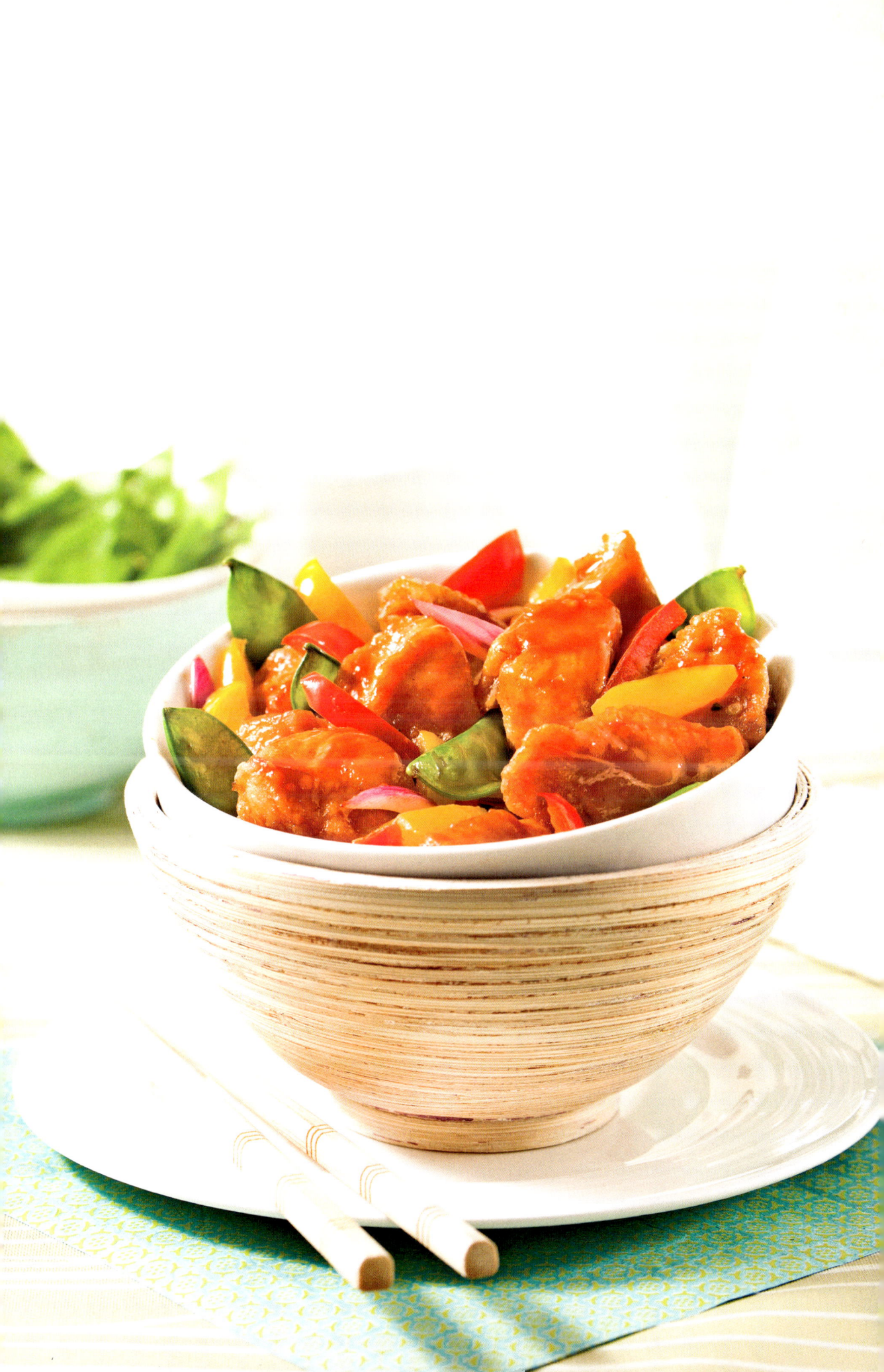

Spaghettis et boulettes de viande aux légumes

Préparation : 25 minutes — Cuisson : 12 minutes — Quantité : de 4 à 6 portions

45 ml	(3 c. à soupe) d'huile d'olive
500 ml	(2 tasses) de sauce tomate
325 g	de spaghettis
30 ml	(2 c. à soupe) de persil haché
45 ml	(3 c. à soupe) de basilic émincé
	Sel et poivre du moulin au goût

Pour les boulettes :

350 g	(environ ¾ de lb) de veau haché
125 ml	(½ tasse) de carotte râpée
125 ml	(½ tasse) de brocoli haché
125 ml	(½ tasse) de rutabaga râpé
125 ml	(½ tasse) de chapelure nature
45 ml	(3 c. à soupe) de parmesan râpé
45 ml	(3 c. à soupe) de ciboulette hachée
10 ml	(2 c. à thé) d'ail haché
1	œuf battu
	Sel et poivre au goût

—

1. Dans un bol, mélanger les ingrédients des boulettes. Façonner 16 boulettes en utilisant environ 30 ml (2 c. à soupe) de préparation pour chacune d'elles.

2. Dans une poêle, chauffer 15 ml (1 c. à soupe) d'huile d'olive à feu moyen. Cuire les boulettes de 2 à 3 minutes.

3. Verser la sauce tomate et porter à ébullition. Couvrir et laisser mijoter de 10 à 12 minutes à feu doux-moyen. Ajouter les boulettes dans la sauce.

4. Pendant ce temps, cuire les spaghettis *al dente* dans une casserole d'eau bouillante salée. Égoutter et remettre dans la casserole. Mélanger avec le reste de l'huile et les fines herbes. Saler et poivrer.

5. Répartir les pâtes dans les assiettes, puis garnir de sauce et de boulettes.

—

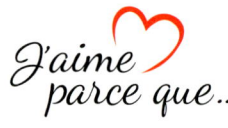
J'aime parce que...

Des légumes s'y dissimulent ni vu, ni connu !

Les plus réticents à manger des légumes raffoleront de cette recette subtilement concoctée avec ces ingrédients bourrés de nutriments ! Impossible de les distinguer à l'œil et au goût : toute la tablée n'y verra que du feu !

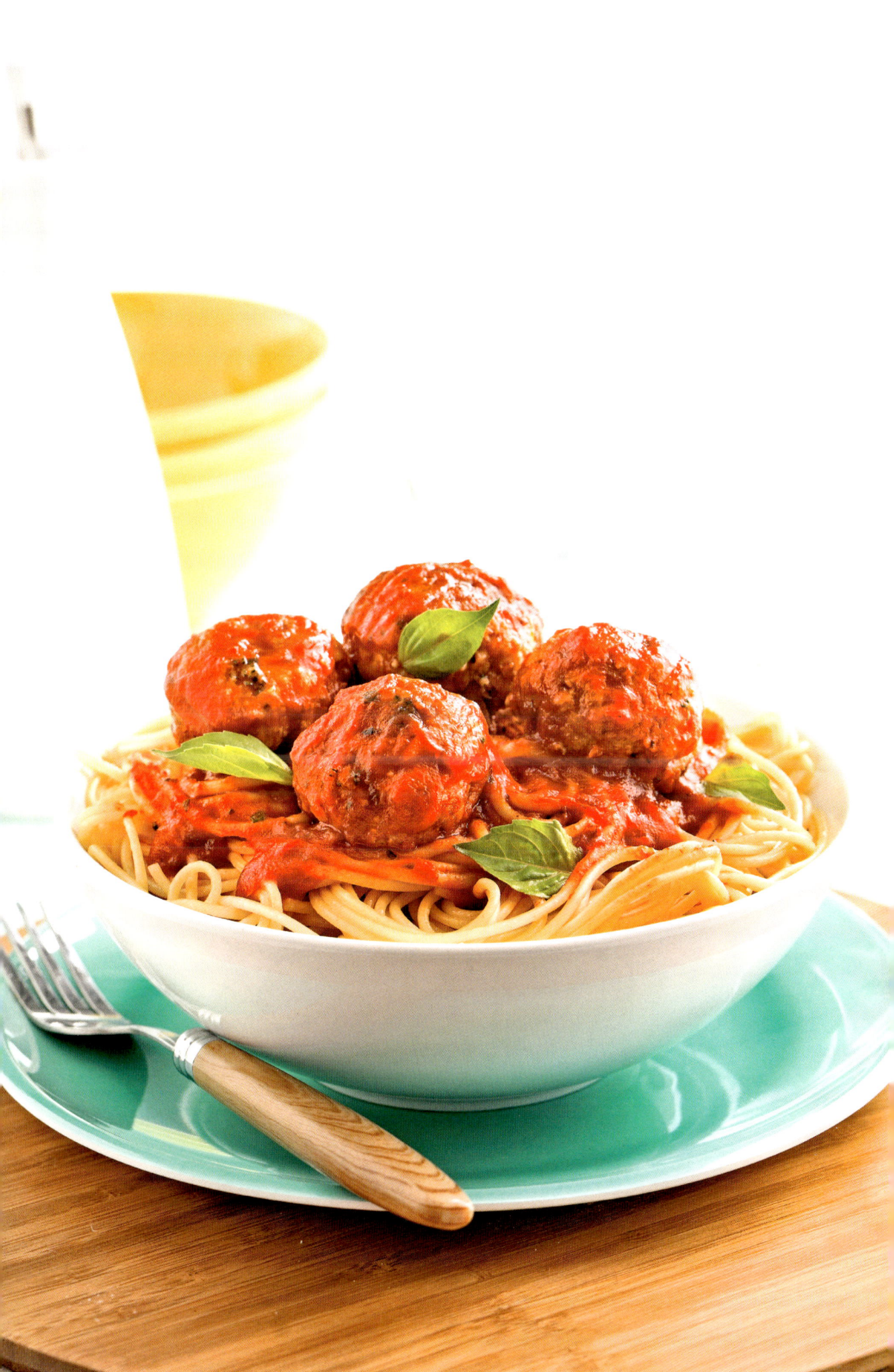

Wrap à la salade de poulet

Préparation : 15 minutes — **Quantité :** 4 portions

½   concombre taillé en julienne

8   grandes feuilles de laitue Boston

Pour la salade de poulet :

310 ml   (1 ¼ tasse) de poulet cuit coupé en dés

60 ml   (¼ de tasse) de yogourt nature 2 %

30 ml   (2 c. à soupe) de mayonnaise

2,5 ml   (½ c. à thé) de cari

½   poivron rouge coupé en dés

Sel et poivre au goût

—

1. Dans un bol, mélanger les ingrédients de la salade de poulet.

2. Répartir le concombre et la salade de poulet sur quatre feuilles de laitue. Refermer avec les quatre autres feuilles de laitue en rabattant le bas et les côtés. Ficeler avec une corde, si désiré.

—

LE SAVIEZ-VOUS ?

—

Comment faire des wraps super santé

Envie de transformer vos wraps en mets santé ? Remplacez les tortillas mexicaines par une feuille de laitue fraîche et croquante. Au choix : romaine, Boston, iceberg, endive, radicchio… Ce simple changement vous permettra de couper environ 150 calories et 350 mg de sodium par portion.

Recette de Charlotte Geroudet, nutritionniste

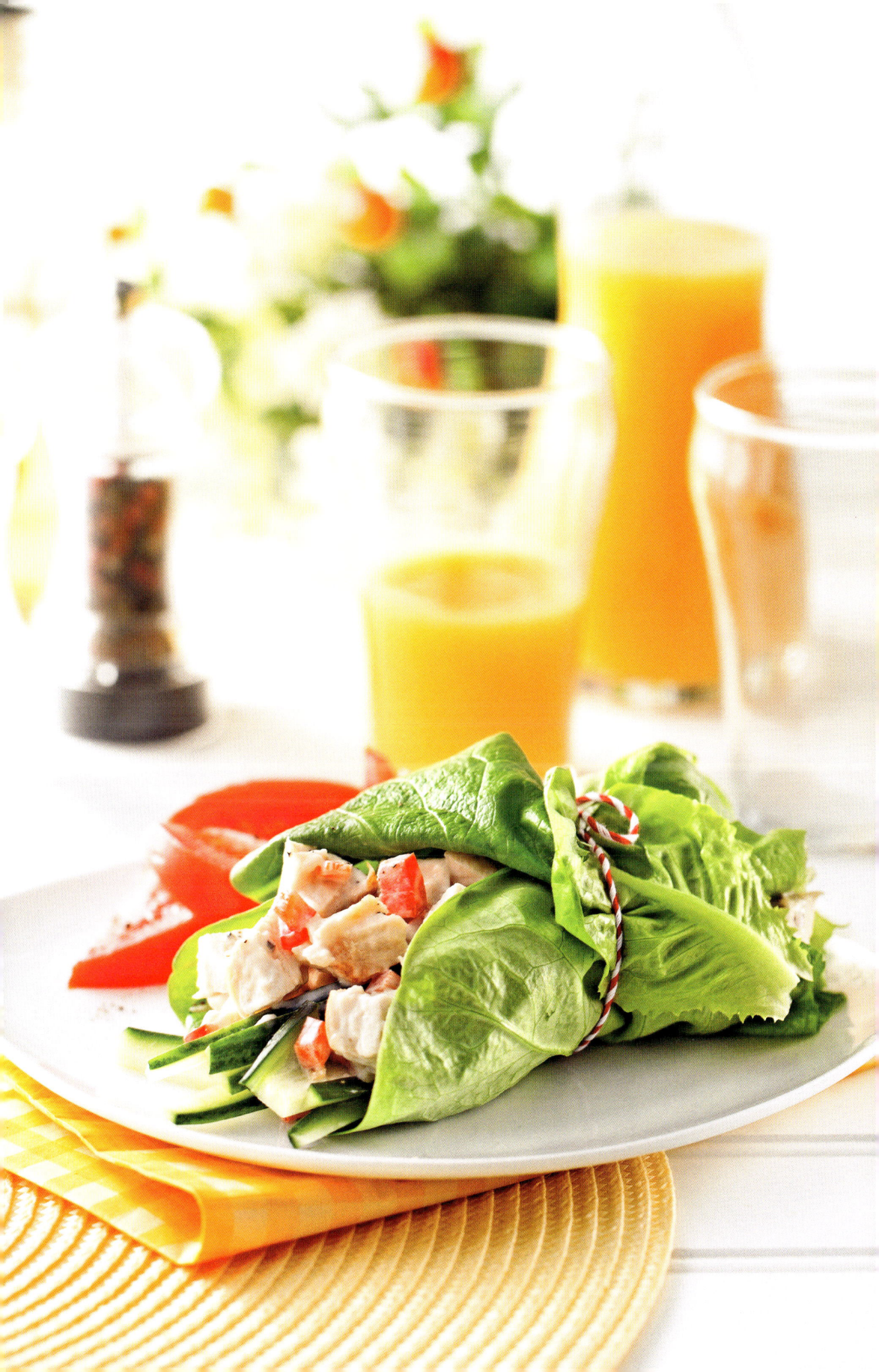

Lasagne végé aux épinards

Préparation : 20 minutes — **Cuisson** : 45 minutes — **Quantité** : 6 portions

9	lasagnes
1	bloc de tofu ferme de 454 g, coupé en gros morceaux
250 ml	(1 tasse) d'épinards surgelés, décongelés et égouttés
60 ml	(¼ de tasse) de fromage crémeux ail et ciboulette (de type Boursin Cuisine)
1	œuf
	Sel et poivre au goût
1 litre	(4 tasses) de sauce marinara
500 ml	(2 tasses) de mozzarella sans gras râpée

—

1. Dans une grande casserole d'eau bouillante salée, cuire les lasagnes selon le mode de préparation indiqué sur l'emballage. Égoutter.

2. Préchauffer le four à 190 °C (375 °F).

3. Dans le contenant du robot culinaire, déposer le tofu, les épinards, le fromage crémeux ail et ciboulette et l'œuf. Saler et poivrer. Mélanger jusqu'à homogénéité.

4. Dans un plat de cuisson de 33 cm x 23 cm (13 po x 9 po), verser 250 ml (1 tasse) de sauce marinara. Couvrir de 3 lasagnes, puis de 375 ml (1 ½ tasse) de sauce et de 125 ml (½ tasse) de mozzarella. Couvrir de 3 lasagnes. Répartir la garniture au tofu. Couvrir de 3 lasagnes, du reste de la sauce et de la mozzarella.

5. Cuire au four de 35 à 40 minutes, jusqu'à ce que le fromage soit gratiné.

—

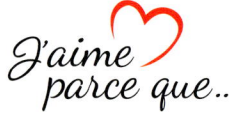 *J'aime parce que...*

Le tofu procure des protéines

L'avantage du tofu, c'est qu'il peut remplacer les protéines de la viande et qu'il contient très peu de matières grasses et de calories. Toutefois, il faut s'assurer d'en consommer suffisamment, puisqu'une quantité moindre de viande fournit plus de protéines que le tofu. À noter que le tofu ferme est plus protéiné que le tofu mou. Avec sa texture poreuse permettant d'absorber la saveur des autres aliments avec lesquels il est cuisiné, le tofu est sans contredit un petit bijou de polyvalence !

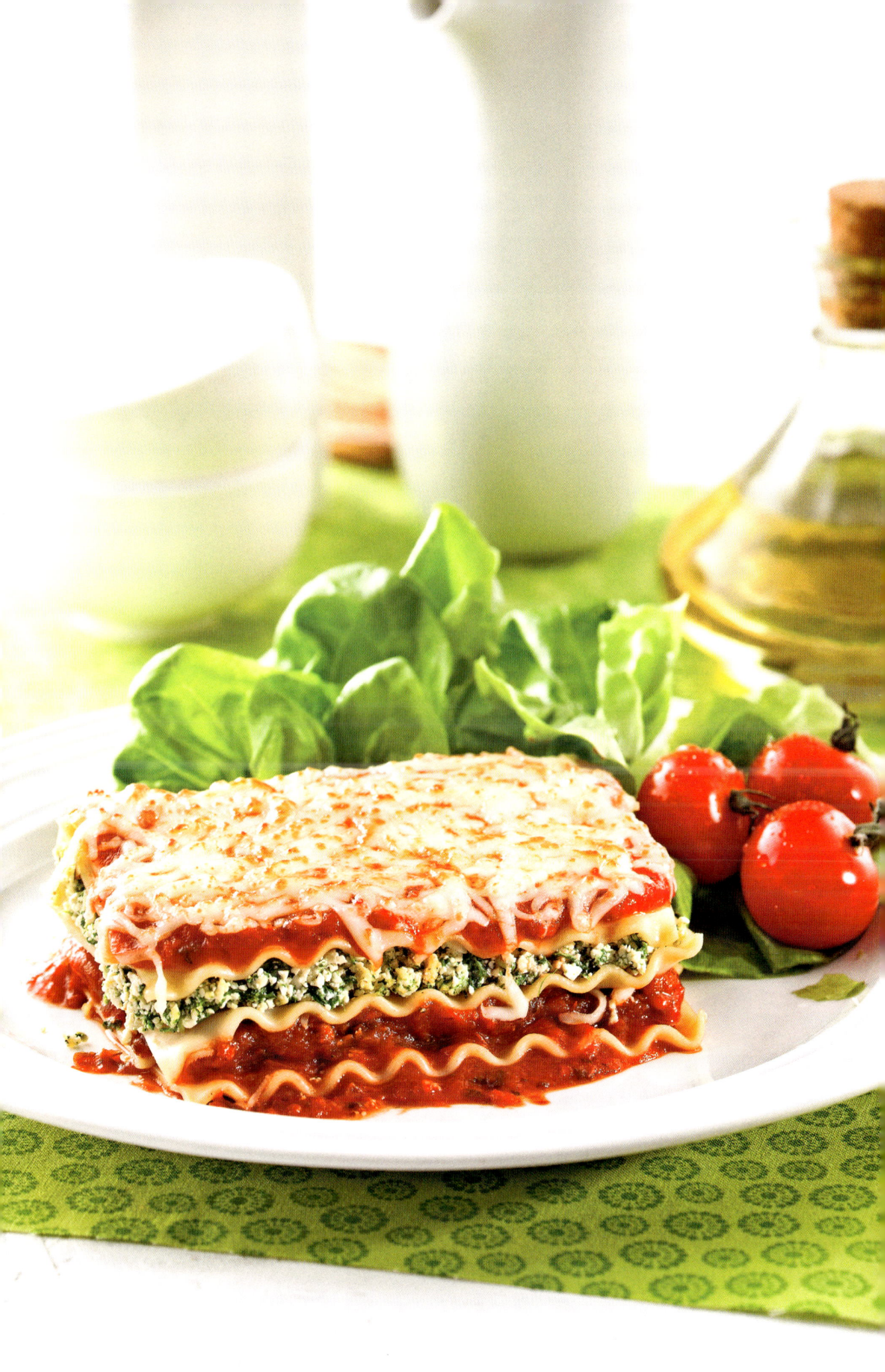

Burgers de veau aux champignons et purée d'avocat

Préparation : 25 minutes — **Cuisson** : 12 minutes — **Quantité** : 4 portions

PAR PORTION	
Calories	387
Protéines	25 g
Matières grasses	16 g
Glucides	37 g
Fibres	7 g
Fer	3 mg
Calcium	105 mg
Sodium	351 mg

15 ml	(1 c. à soupe) d'huile de canola
1	paquet de champignons de 227 g, émincés
4	pains hamburger au sésame de 61 g chacun

Pour les galettes :

250 g	(environ ½ lb) de veau haché maigre
30 ml	(2 c. à soupe) de chapelure nature
15 ml	(1 c. à soupe) de lait 2 %

5 ml	(1 c. à thé) de poudre d'ail
1	œuf
	Sel et poivre au goût

Pour la purée d'avocat :

1	avocat
80 ml	(⅓ de tasse) de yogourt grec nature 0 %
30 ml	(2 c. à soupe) de coriandre hachée
	Sel et poivre au goût

—

1. Dans un bol, mélanger les ingrédients des galettes. Façonner 4 galettes d'environ 1 cm (½ po) d'épaisseur avec la préparation. Réserver 10 minutes au frais.

2. Pendant ce temps, réduire l'avocat en purée. Incorporer le yogourt et la coriandre. Saler et poivrer.

3. Dans une poêle, chauffer l'huile à feu moyen. Cuire les galettes 6 minutes de chaque côté, jusqu'à ce que l'intérieur des galettes ait perdu sa teinte rosée. Réserver dans une assiette et couvrir d'une feuille de papier d'aluminium.

4. Dans la même poêle, cuire les champignons de 2 à 3 minutes. Assaisonner.

5. Diviser les pains en deux et faire dorer au four 1 minute à la position « gril » (*broil*).

6. Garnir chacun des pains de purée d'avocat, d'une galette de veau et de champignons.

—

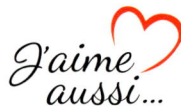 J'aime aussi...

Des burgers goûteux sans mayo ni fromage

Pour garnir vos burgers, pensez aux légumes sautés ou grillés avec un filet d'huile d'olive. Champignons, courgettes, poivrons et autres délices du potager insuffleront à coup sûr une bonne dose de saveur et de vitamines à vos burgers, sans faire grimper la quantité de matières grasses.

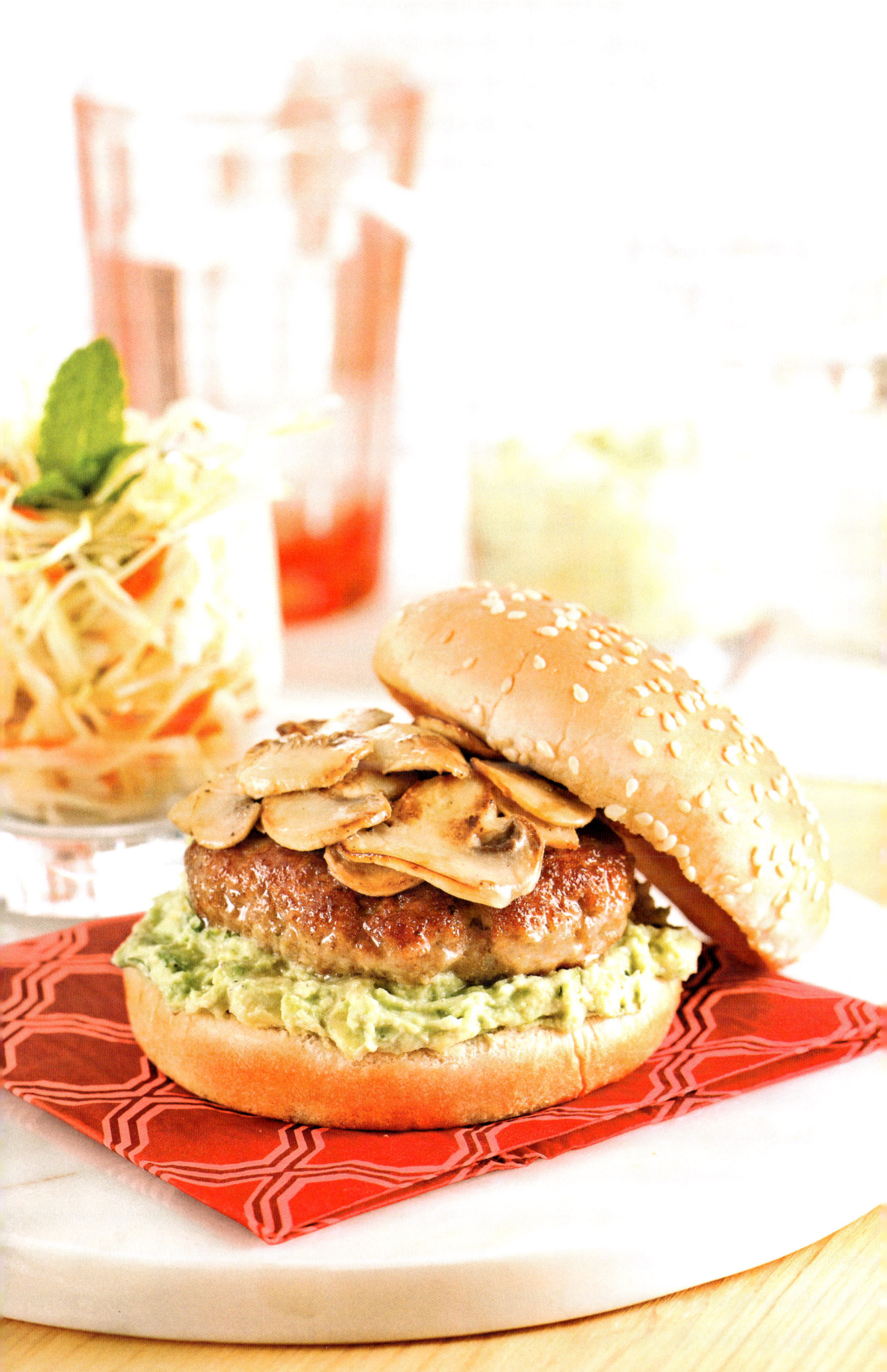

Escalopes de veau parmigiana

Préparation : 15 minutes — **Cuisson :** 6 minutes — **Quantité :** 4 portions

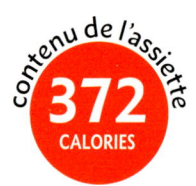

contenu de l'assiette

372 CALORIES

80 ml	(⅓ de tasse) de farine
1	œuf
60 ml	(¼ de tasse) de lait
125 ml	(½ tasse) de chapelure nature
5 ml	(1 c. à thé) de thym haché
4	escalopes de veau
15 ml	(1 c. à soupe) d'huile d'olive
24	asperges
250 ml	(1 tasse) de sauce tomate
250 ml	(1 tasse) de mozzarella sans gras râpée

—

1. Préchauffer le four à la position « gril » (*broil*).

2. Préparer trois assiettes creuses. Dans la première, verser la farine. Dans la deuxième, battre l'œuf avec le lait. Dans la troisième, mélanger la chapelure avec le thym. Fariner une à une les escalopes et secouer pour enlever l'excédent de farine. Tremper la viande dans l'œuf battu, puis enrober de chapelure.

3. Dans une poêle antiadhésive, chauffer l'huile à feu moyen. Faire dorer les escalopes de 1 à 2 minutes de chaque côté. Déposer sur du papier absorbant.

4. Répartir les asperges et les escalopes sur une plaque de cuisson. Napper les escalopes de sauce tomate et garnir de mozzarella. Badigeonner les asperges d'huile d'olive. Faire griller au four de 4 à 5 minutes.

—

PAR PORTION	
Calories	333
Protéines	41 g
Matières grasses	7 g
Glucides	28 g
Fibres	4 g
Fer	5 mg
Calcium	376 mg
Sodium	760 mg

J'aime avec...

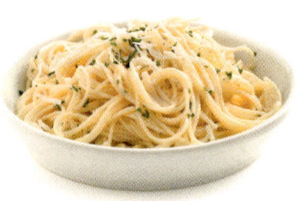

Fettucines à la fleur d'ail

Par portion : 39 calories

Préparer le contenu de 1 paquet de fettucines au tofu (de type Shirataki) de 226 g selon les indications de l'emballage. Dans une poêle, faire fondre 10 ml (2 c. à thé) de beurre léger à feu moyen, puis y faire dorer 1 oignon haché. Incorporer 10 ml (2 c. à thé) de fleur d'ail dans l'huile et les pâtes. Saler et poivrer.

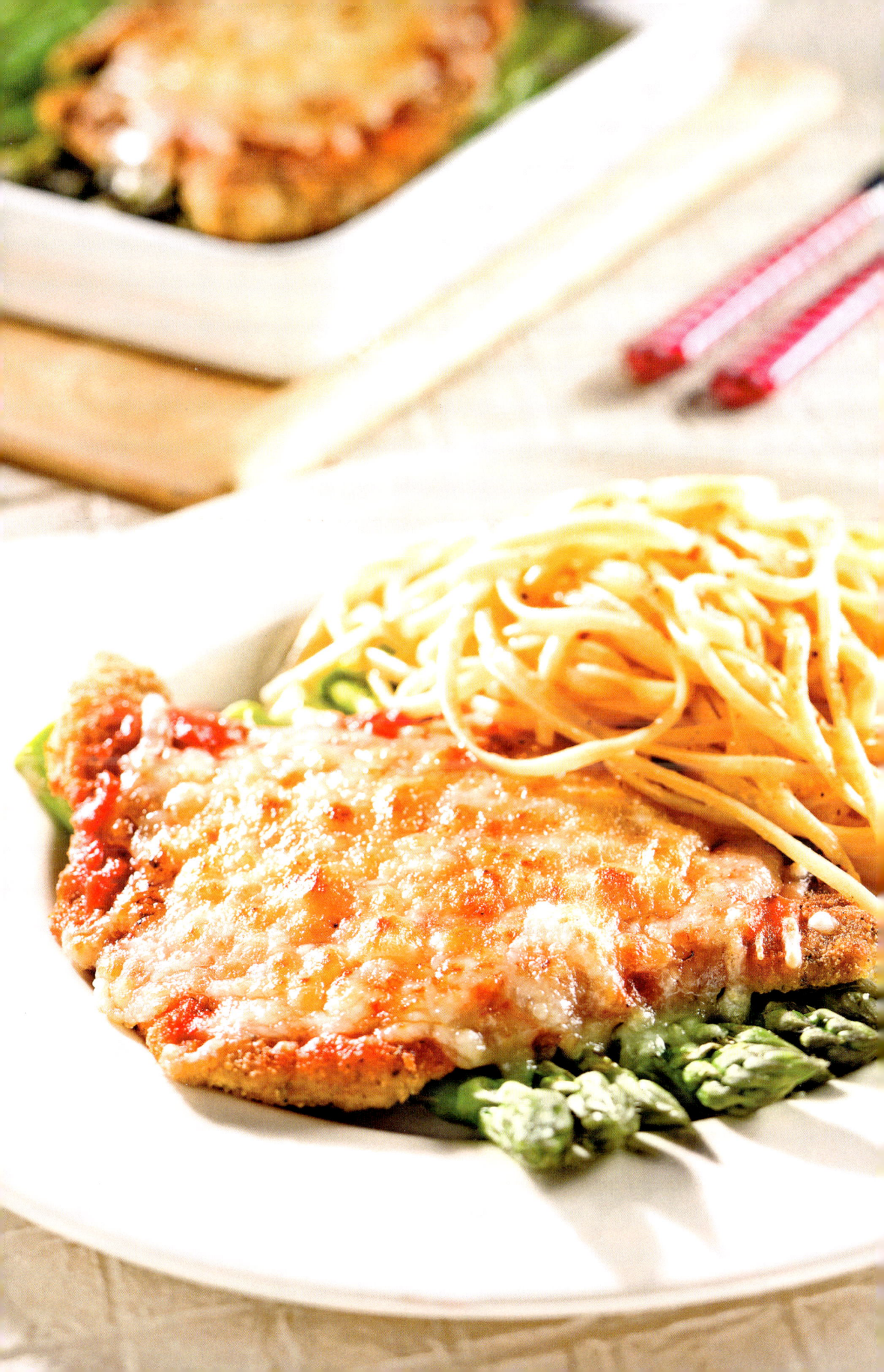

Rôti de bœuf simplissime

Préparation : 15 minutes — **Cuisson** : 25 minutes — **Quantité** : 6 portions

PAR PORTION	
Calories	260
Protéines	25 g
Matières grasses	12 g
Glucides	8 g
Fibres	1 g
Fer	3 mg
Calcium	37 mg
Sodium	1 168 mg

605 g (1 ⅓ lb) de rôti de bœuf de haut de surlonge gourmet

2 gousses d'ail coupées en quatre

30 ml (2 c. à soupe) de moutarde de Dijon

1 sachet de soupe à l'oignon de 55 g

60 ml (¼ de tasse) de beurre ramolli

2 oignons coupés en quatre

125 ml (½ tasse) de vin rouge

450 ml (environ 1 ¾ tasse) de fond de veau

—

1. Préchauffer le four à 230 °C (450 °F).

2. Piquer le rôti avec les morceaux d'ail.

3. Dans un petit bol, mélanger la moutarde avec le contenu du sachet de soupe à l'oignon et le beurre. Badigeonner le rôti avec cette préparation.

4. Déposer le rôti dans une rôtissoire. Répartir les oignons autour du rôti. Insérer un thermomètre à cuisson au centre du rôti. Saisir au four 10 minutes.

5. Diminuer la température du four à 190 °C (375 °F). Poursuivre la cuisson 15 minutes, jusqu'à ce que la température interne de la viande atteigne 63 °C (143 °F) sur un thermomètre à cuisson, pour une cuisson mi-saignante.

6. Transférer le rôti et les oignons dans des assiettes séparées. Couvrir la viande d'une feuille de papier d'aluminium, sans serrer. Laisser reposer avant de trancher.

7. Pendant que la viande repose, placer la rôtissoire sur la cuisinière et chauffer 1 minute à feu vif. Déglacer en versant le vin rouge et en raclant le fond de la rôtissoire avec une cuillère en bois afin de détacher les sucs de cuisson. Laisser mijoter jusqu'à ce que le liquide ait réduit de moitié.

8. Ajouter le fond de veau. Remettre les oignons dans la rôtissoire. Laisser mijoter jusqu'à ce que le liquide ait réduit de moitié. Filtrer la sauce à l'aide d'une passoire fine et jeter les oignons. Servir la sauce avec le rôti.

—

LE SAVIEZ-VOUS ?
—

Comment préparer un rôti tendre et juteux

Pour qu'une viande conserve tout son jus en cuisant et qu'elle présente une tendreté maximale, faites-la d'abord saisir 10 minutes au four à 230 °C (450 °F) ou, dans le cas d'un petit rôti, dans une poêle à feu élevé. Diminuez la température du four à 190 °C (375 °F) pour terminer la cuisson. Le thermomètre à viande est un outil infaillible pour vérifier la cuisson de la viande et ainsi maximiser sa tendreté. Pour une cuisson rosée, il doit indiquer 60 °C (140 °F). Dès la sortie du four, couvrez votre rôti d'une feuille de papier d'aluminium et laissez-le reposer de 8 à 10 minutes. Cela permettra aux sucs de bien se répartir dans la pièce de viande.

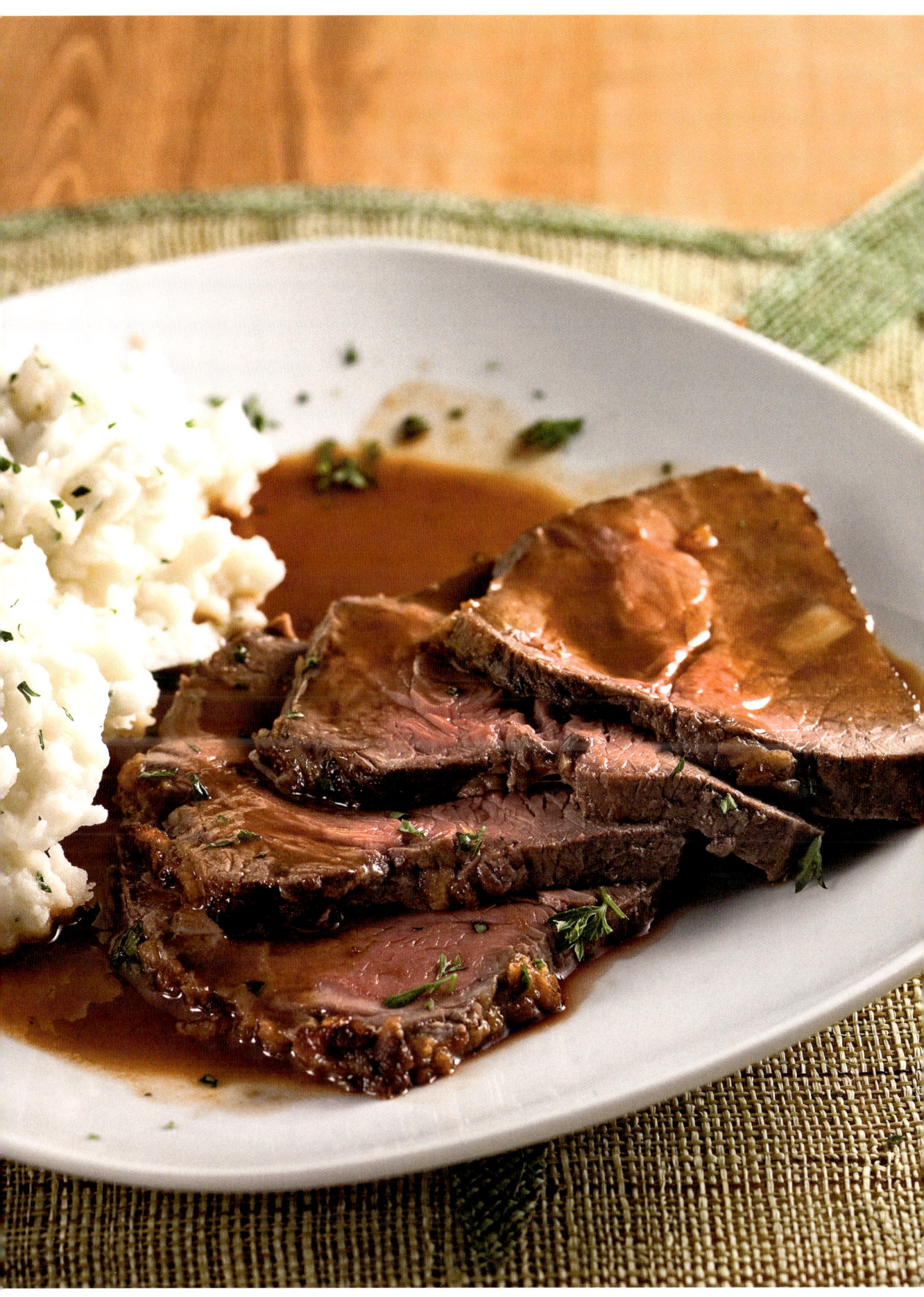

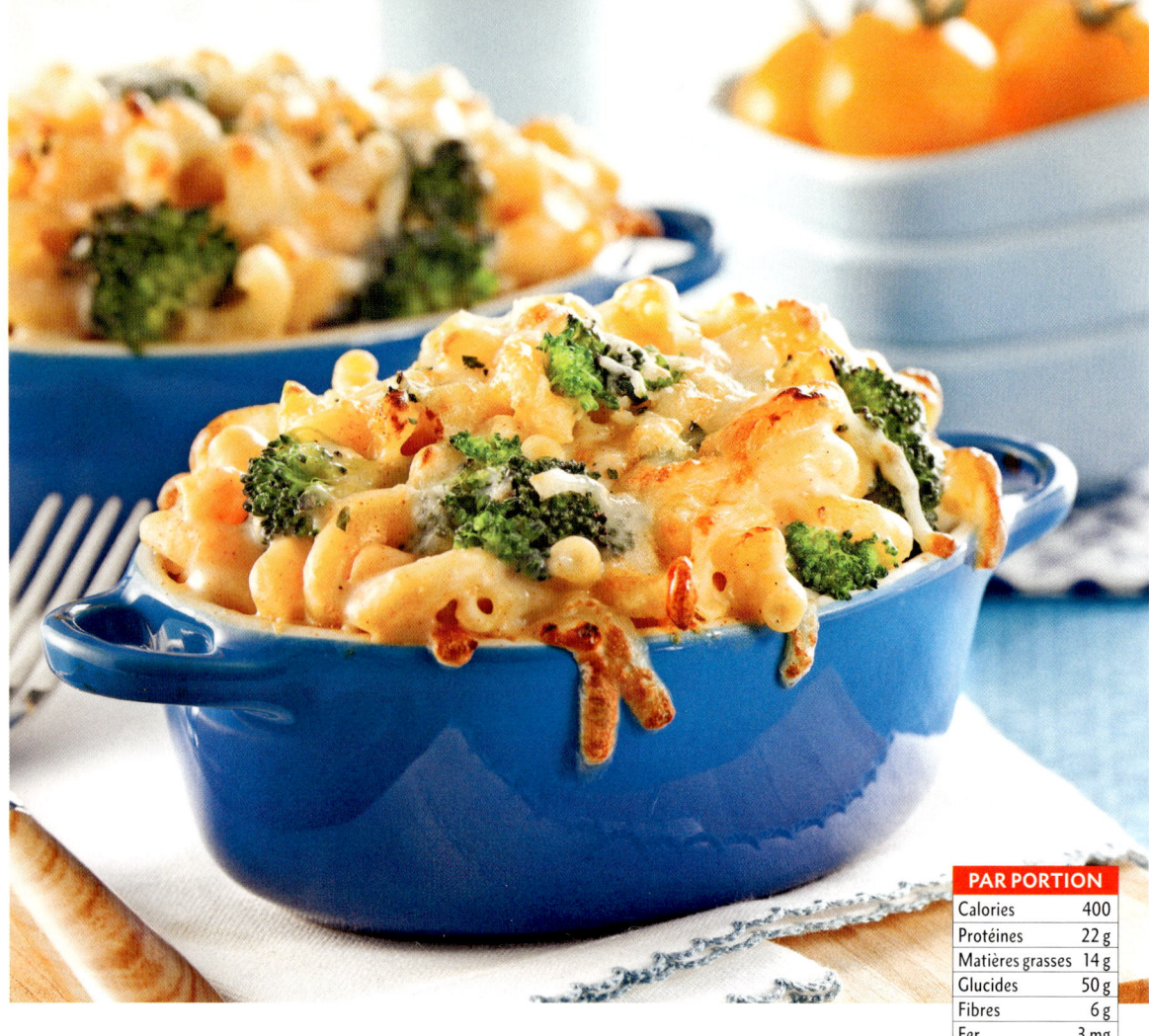

PAR PORTION	
Calories	400
Protéines	22 g
Matières grasses	14 g
Glucides	50 g
Fibres	6 g
Fer	3 mg
Calcium	396 mg
Sodium	496 mg

Cassolettes de macaroni au fromage

Préparation : 25 minutes — **Cuisson :** 15 minutes — **Quantité :** 4 portions

½	boîte de macaronis de blé entier de 375 g
500 ml	(2 tasses) de brocoli coupé en petits bouquets
30 ml	(2 c. à soupe) de beurre
30 ml	(2 c. à soupe) de farine
375 ml	(1 ½ tasse) de lait 1 %
30 ml	(2 c. à soupe) de ciboulette hachée
45 ml	(3 c. à soupe) de persil haché

2,5 ml	(½ c. à thé) de paprika fumé
	Sel et poivre au goût
180 ml	(¾ de tasse) de cheddar léger râpé
80 ml	(⅓ de tasse) de mozzarella légère râpée
45 ml	(3 c. à soupe) de parmesan râpé

—

1. Préchauffer le four à 205 °C (400 °F).

2. Dans une casserole d'eau bouillante salée, cuire les macaronis *al dente*. Environ 3 minutes avant la fin de la cuisson des pâtes, ajouter le brocoli dans la casserole. Égoutter.

3. Dans une autre casserole, faire fondre le beurre à feu doux-moyen. Incorporer la farine et cuire 1 minute en remuant. Verser le lait en fouettant. Ajouter les fines herbes et le paprika. Saler et poivrer. Fouetter jusqu'à ébullition.

4. Ajouter la moitié des fromages et remuer jusqu'à ce qu'ils soient fondus. Incorporer les pâtes et le brocoli.

5. Répartir la préparation dans quatre ramequins ou dans un plat de cuisson de 20 cm (8 po). Parsemer du reste des fromages. Cuire au four de 15 à 20 minutes.

—

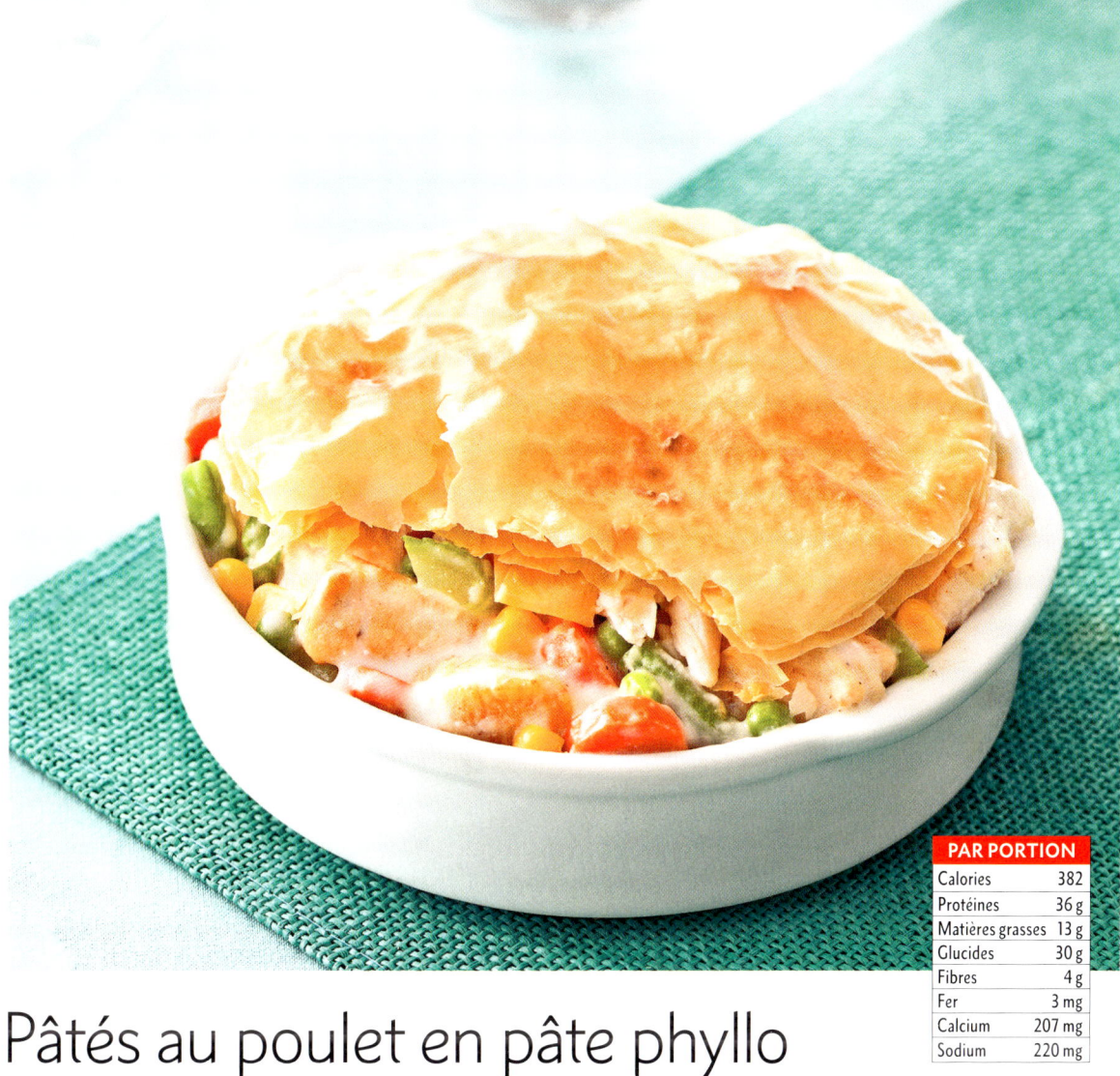

PAR PORTION	
Calories	382
Protéines	36 g
Matières grasses	13 g
Glucides	30 g
Fibres	4 g
Fer	3 mg
Calcium	207 mg
Sodium	220 mg

Pâtés au poulet en pâte phyllo

Préparation : 15 minutes — **Cuisson :** 25 minutes — **Quantité :** 4 portions

3	poitrines de poulet sans peau de 150 g (⅓ de lb) chacune coupées en petits cubes
500 ml	(2 tasses) de macédoine de légumes
60 ml	(¼ de tasse) de beurre léger
60 ml	(¼ de tasse) de farine
500 ml	(2 tasses) de lait 2 %
	Sel et poivre au goût
15 ml	(1 c. à soupe) d'estragon haché
4	feuilles de pâte phyllo

—

1. Préchauffer le four à 190 °C (375 °F).

2. Dans une casserole d'eau bouillante salée, cuire le poulet et la macédoine de 5 à 6 minutes. Égoutter.

3. Dans une autre casserole, faire fondre 45 ml (3 c. à soupe) de beurre à feu moyen. Incorporer la farine. Verser le lait et porter à ébullition en fouettant. Saler et poivrer. Incorporer le poulet ainsi que les légumes et l'estragon. Répartir dans quatre ramequins.

4. Faire fondre le reste du beurre au micro-ondes ou dans une petite casserole. Badigeonner les feuilles de pâte phyllo de beurre et les superposer au fur et à mesure. Couper quatre cercles de même diamètre que les ramequins. Déposer sur les ramequins. Cuire au four de 18 à 20 minutes.

—

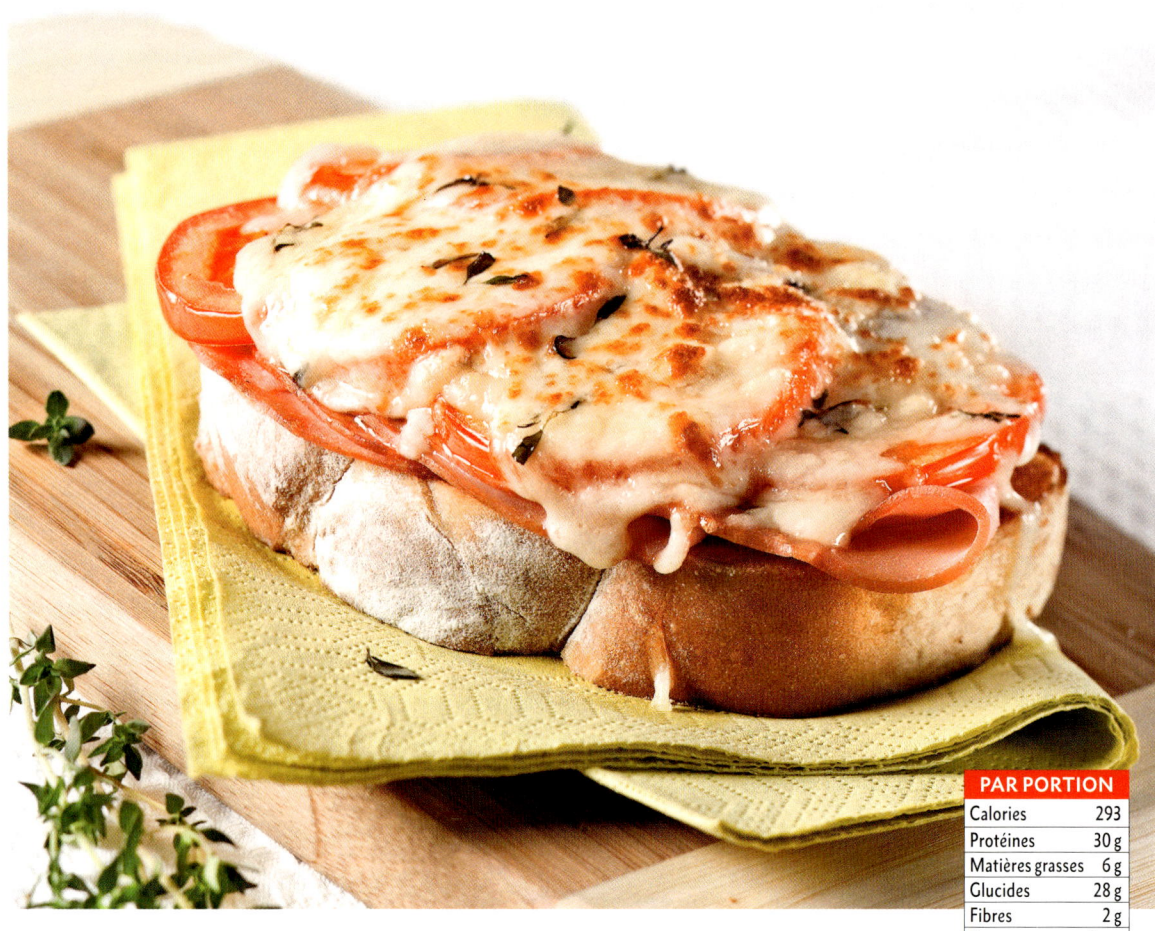

PAR PORTION	
Calories	293
Protéines	30 g
Matières grasses	6 g
Glucides	28 g
Fibres	2 g
Fer	2 mg
Calcium	396 mg
Sodium	1 002 mg

Croque-monsieur jambon-tomates

Préparation: 10 minutes — **Cuisson:** 6 minutes — **Quantité:** 4 portions

4	tranches de pain épaisses
12	tranches de jambon à l'érable
3	tomates italiennes émincées
8	tranches de fromage suisse faible en gras
10 ml	(2 c. à thé) de thym haché

—

1. Préchauffer le four à 190°C (375°F):

2. Déposer les tranches de pain sur une plaque de cuisson tapissée d'une feuille de papier parchemin. Répartir le jambon, les tomates et le fromage sur les tranches de pain. Parsemer de thym.

3. Cuire au four 5 minutes.

4. Régler le four à la position «gril» (*broil*) et faire gratiner 1 minute.

—

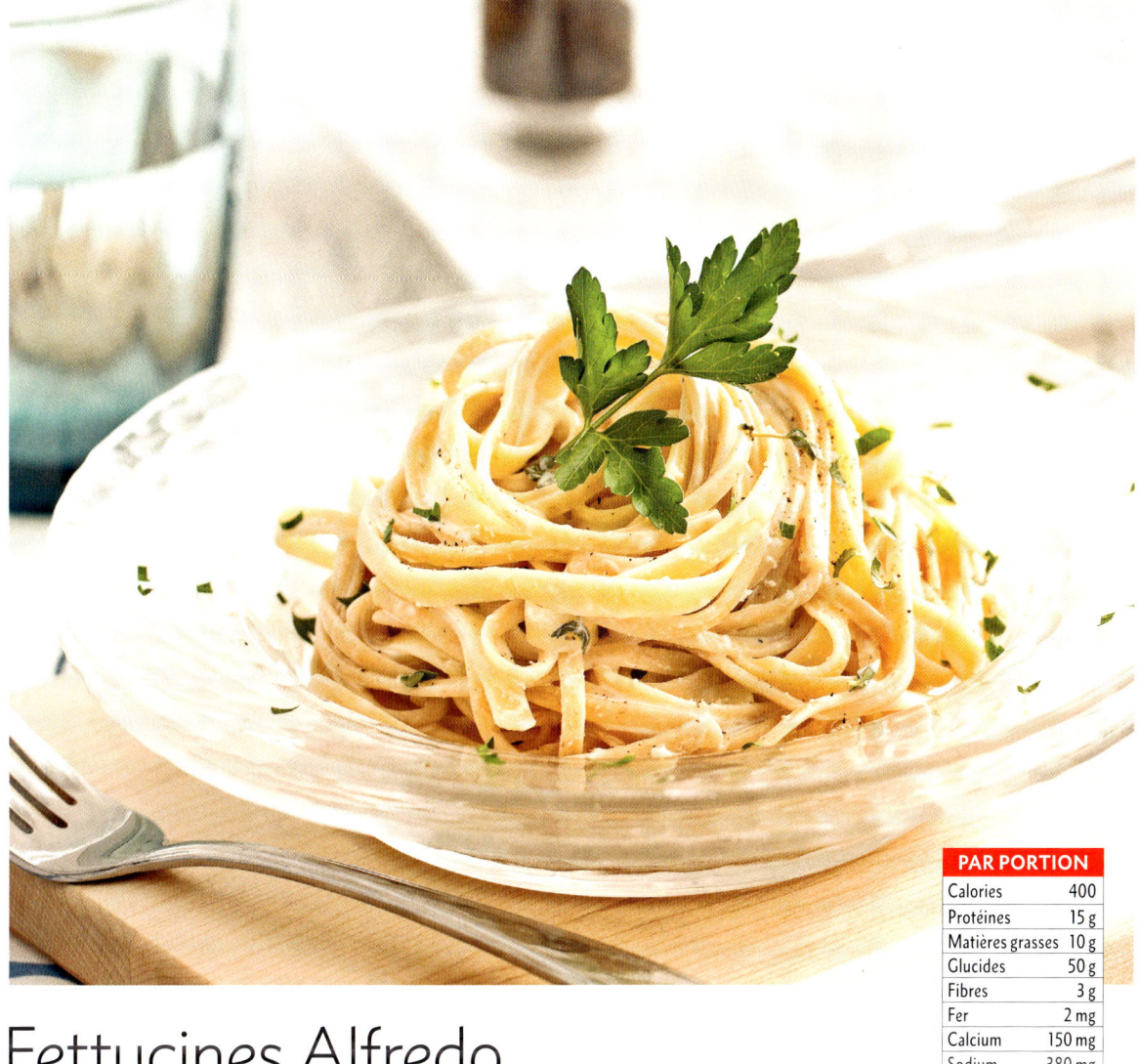

PAR PORTION	
Calories	400
Protéines	15 g
Matières grasses	10 g
Glucides	50 g
Fibres	3 g
Fer	2 mg
Calcium	150 mg
Sodium	380 mg

Fettucines Alfredo

Préparation : 15 minutes — **Cuisson :** 12 minutes — **Quantité :** 4 portions

150 g   de fettucines

110 g   de fettucines ou de linguines de blé entier

1   contenant de fromage à la crème léger de 250 g

1   gousse d'ail hachée finement

80 ml   (⅓ de tasse) de parmesan fraîchement râpé

Quelques feuilles de persil plat hachées

1   tige de thym effeuillée

Poivre au goût

—

1. Dans une casserole d'eau bouillante salée, cuire les fettucines *al dente*. Égoutter en prenant soin de réserver 125 ml (½ tasse) d'eau de cuisson.

2. Dans la même casserole, faire fondre à feu doux le fromage à la crème avec 60 ml (¼ de tasse) d'eau de cuisson des pâtes en remuant.

3. Incorporer l'ail, le parmesan et les fines herbes.

4. Ajouter les pâtes et bien mélanger. Poivrer généreusement. Si la préparation semble trop sèche, ajouter un peu d'eau de cuisson réservée.

—

Recette de Ève Godin, nutritionniste

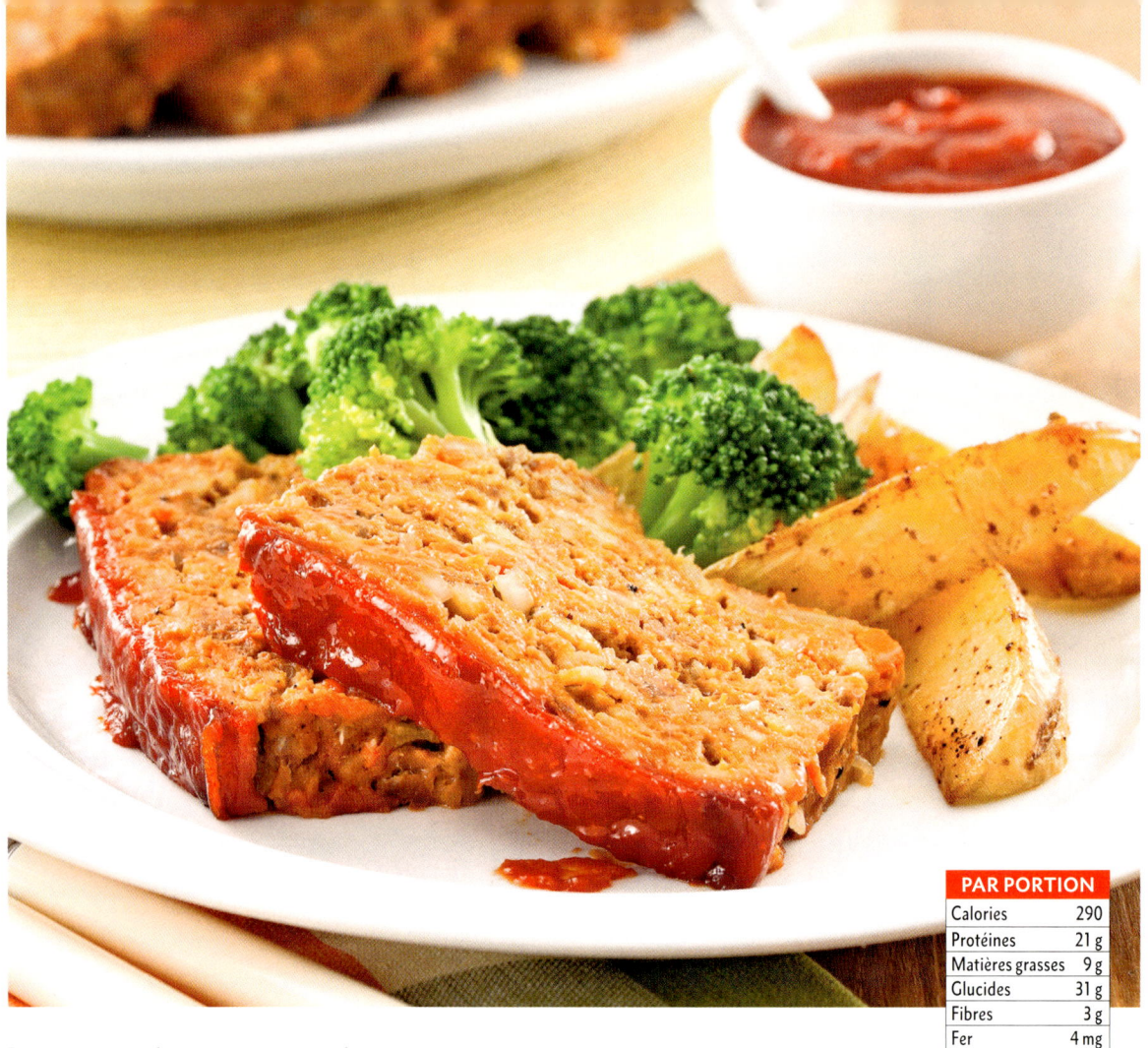

PAR PORTION	
Calories	290
Protéines	21 g
Matières grasses	9 g
Glucides	31 g
Fibres	3 g
Fer	4 mg
Calcium	38 mg
Sodium	757 mg

Pain de viande

Préparation : 20 minutes — **Cuisson** : 1 heure — **Quantité** : de 4 à 6 portions

Pour le pain de viande :

1	oignon
1	carotte
1	branche de céleri
250 g	(environ ½ lb) de bœuf haché extra-maigre
250 g	(environ ½ lb) de veau haché
1	boîte de crème de tomate condensée de 284 ml
1	sachet de biscuits soda émiettés (42 biscuits)
1	œuf battu
10 ml	(2 c. à thé) de thym haché
	Sel et poivre au goût

Pour la sauce tomate :

60 ml	(¼ de tasse) de sauce tomate
60 ml	(¼ de tasse) de ketchup
30 ml	(2 c. à soupe) de cassonade
15 ml	(1 c. à soupe) de moutarde de Dijon

—

1. Préchauffer le four à 180 °C (350 °F).

2. Hacher l'oignon, la carotte et le céleri.

3. Dans un bol, mélanger les ingrédients du pain de viande.

4. Huiler un moule à pain de 23 cm x 10 cm (9 po x 4 po), puis y répartir le mélange. Égaliser la surface en pressant avec le dos d'une cuillère.

5. Dans un bol, mélanger les ingrédients de la sauce tomate, puis l'étaler sur le pain de viande.

6. Cuire au four 1 heure.

—

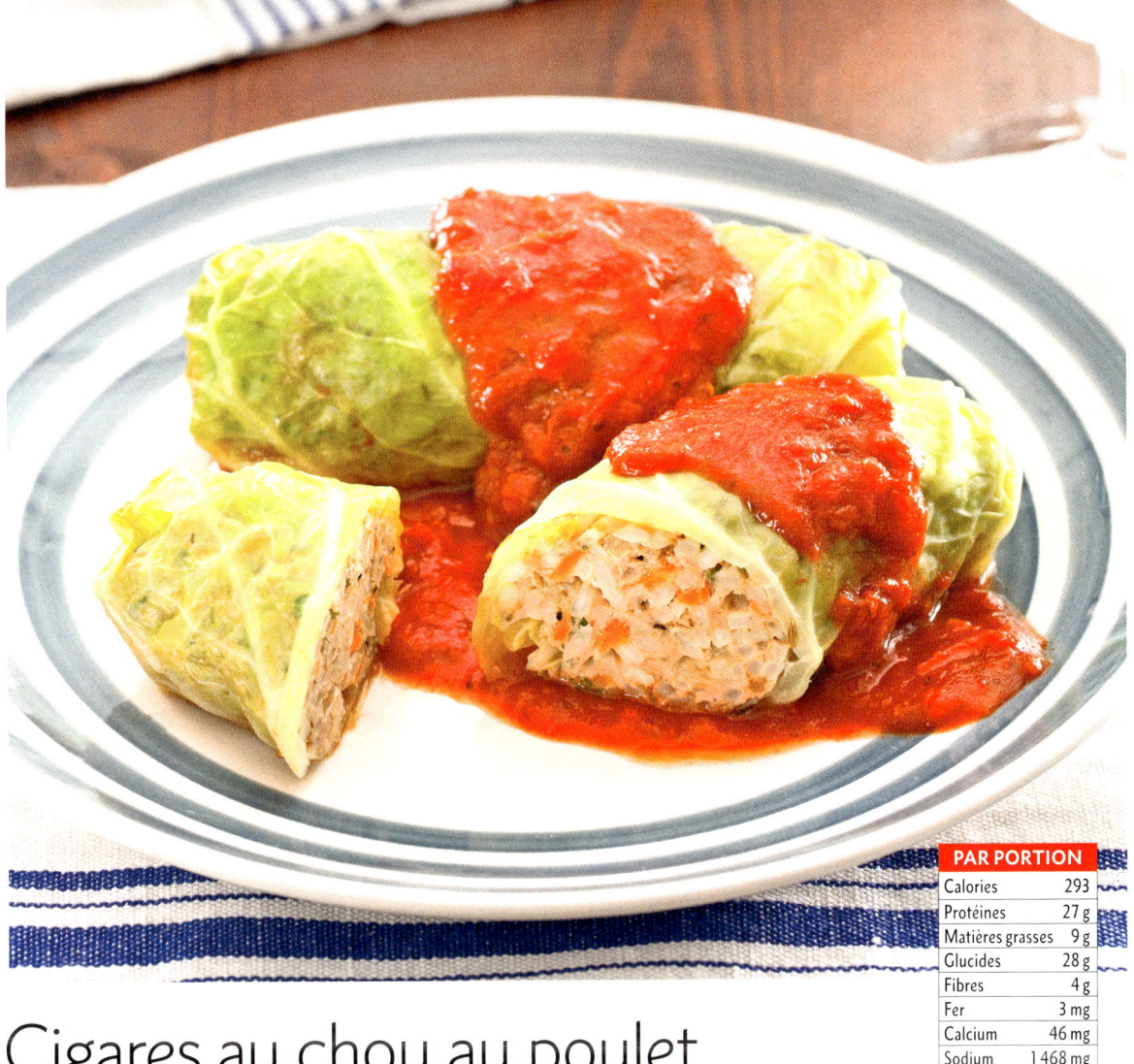

PAR PORTION	
Calories	293
Protéines	27 g
Matières grasses	9 g
Glucides	28 g
Fibres	4 g
Fer	3 mg
Calcium	46 mg
Sodium	1 468 mg

Cigares au chou au poulet

Préparation : 15 minutes — Cuisson : 40 minutes — Quantité : 4 portions

450 g	(1 lb) de poulet haché
250 ml	(1 tasse) de riz blanc à grains longs cuit ou 125 ml (½ tasse) de riz non cuit
15 ml	(1 c. à soupe) d'assaisonnements pour poulet
1	carotte râpée
1	oignon haché
60 ml	(¼ de tasse) de persil haché
	Sel et poivre au goût
8	feuilles de chou de Savoie
500 ml	(2 tasses) de sauce tomate

1. Préchauffer le four à 205 °C (400 °F).

2. Dans un bol, mélanger le poulet avec le riz, les assaisonnements pour poulet, la carotte, l'oignon et le persil. Saler et poivrer.

3. Dans une casserole d'eau bouillante salée, faire blanchir les feuilles de chou de 2 à 3 minutes. Rafraîchir sous l'eau froide et égoutter.

4. Farcir les feuilles de chou avec la préparation au poulet. Rabattre les côtés des feuilles et rouler en serrant.

5. Verser la moitié de la sauce tomate dans un plat de cuisson. Déposer les cigares dans le plat, joint dessous. Napper avec le reste de la sauce.

6. Cuire au four de 40 à 50 minutes.

—

Précieuses légumineuses

En plat principal ou en accompagnement, les légumineuses sont d'inestimables alliées minceur! Riches en fibres solubles, elles favorisent le ralentissement de la digestion et procurent rapidement une sensation de satiété. Sans oublier qu'elles sont d'excellents substituts à la viande et qu'elles ajoutent texture et protéines dans l'assiette! Voici des idées gourmandes pour les revisiter.

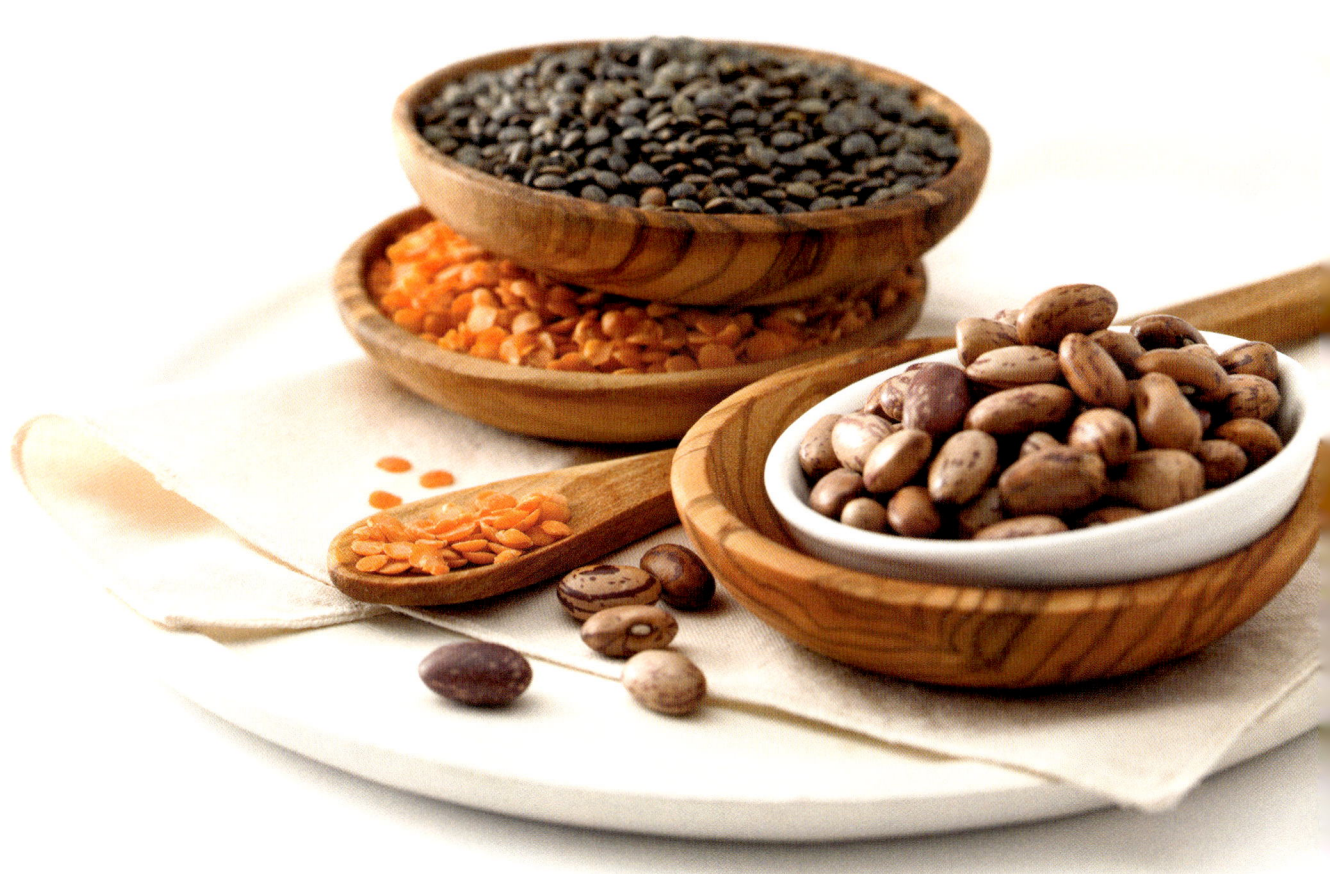

Salade de pois chiches, olives vertes et menthe

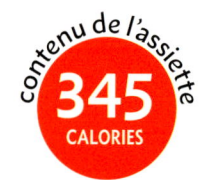

contenu de l'assiette
345 CALORIES

Préparation : 15 minutes — **Quantité** : 4 portions

½ concombre anglais épépiné

1 poivron jaune

1 petit oignon rouge

1 boîte de pois chiches de 398 ml, rincés et égouttés

45 ml (3 c. à soupe) de menthe hachée

60 ml (¼ de tasse) de persil haché

125 ml (½ tasse) d'olives vertes farcies

1 boîte de thon de 170 g, égoutté

18 à 20 tomates raisins

—

1. Couper en dés le concombre, le poivron et l'oignon rouge.

2. Déposer les légumes dans le saladier avec les pois chiches, les fines herbes, les olives, le thon et les tomates. Remuer.

—

PAR PORTION	
Calories	237
Protéines	17 g
Matières grasses	6 g
Glucides	31 g
Fibres	7 g
Fer	3 mg
Calcium	80 mg
Sodium	634 mg

J'aime avec...

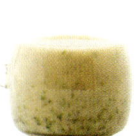

Vinaigrette à la grecque

Par portion : 108 calories

Fouetter 30 ml (2 c. à soupe) d'huile d'olive avec 30 ml (2 c. à soupe) d'eau, 30 ml (2 c. à soupe) de jus de citron, 30 ml (2 c. à soupe) de tahini, 15 ml (1 c. à soupe) de persil haché et 10 ml (2 c. à thé) d'ail haché. Saler et poivrer.

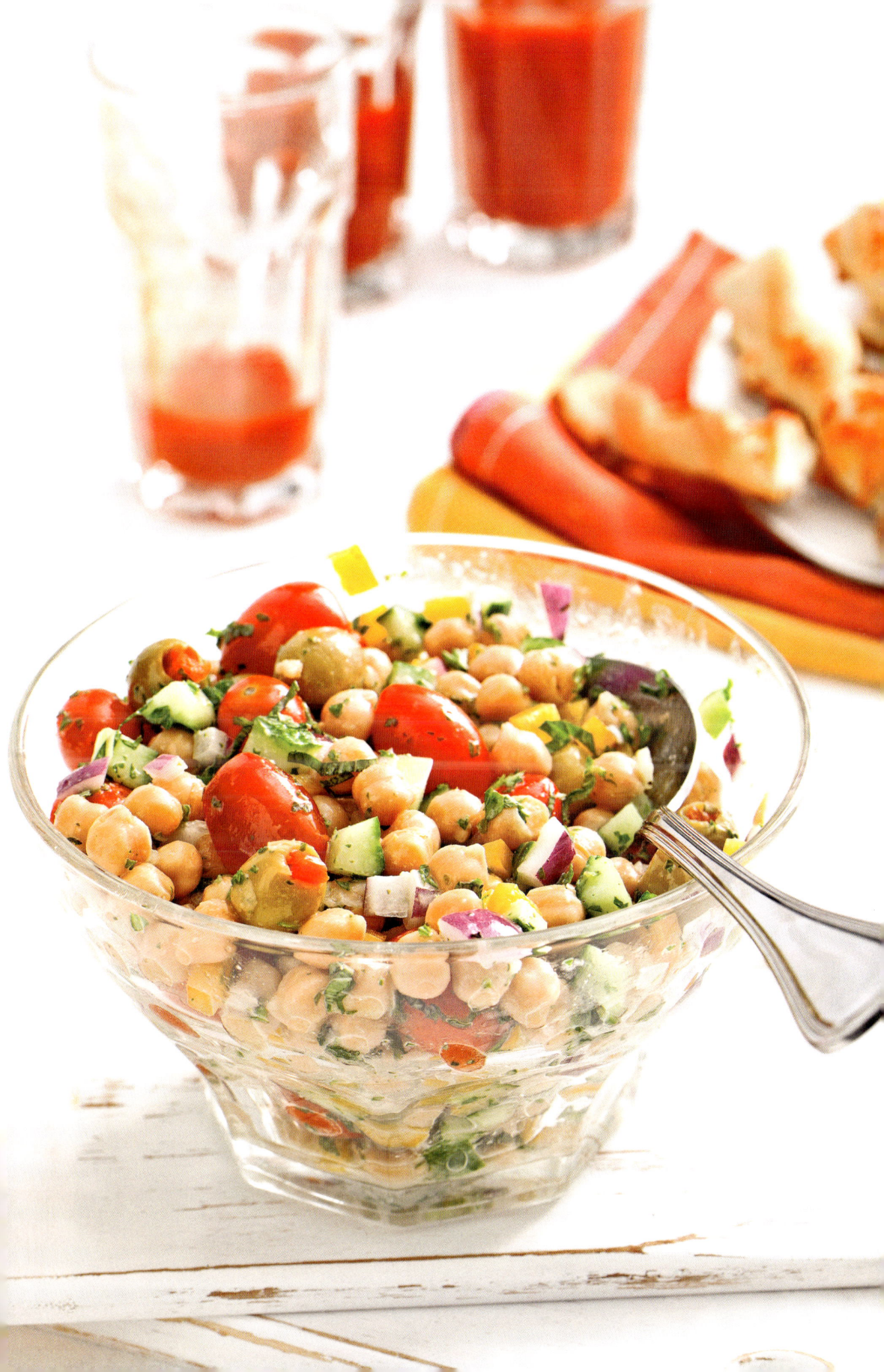

Chili coloré

Préparation : 15 minutes — **Cuisson :** 25 minutes — **Quantité :** 6 portions

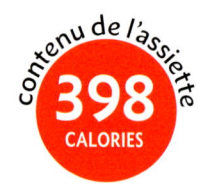

contenu de l'assiette
398
CALORIES

15 ml	(1 c. à soupe) d'huile d'olive
450 g	(1 lb) de bœuf haché maigre
15 ml	(1 c. à soupe) de cumin moulu
375 ml	(1 ½ tasse) de macédoine de légumes surgelés
1	boîte de tomates en dés huile d'olive et ail de 540 ml
1	boîte de pois chiches de 540 ml, rincés et égouttés

—

1. Dans une casserole, chauffer l'huile à feu moyen. Cuire le bœuf avec le cumin de 3 à 4 minutes en remuant.

2. Ajouter les légumes surgelés et cuire de 2 à 3 minutes.

3. Ajouter les tomates. Laisser mijoter de 12 à 15 minutes à feu doux-moyen.

4. Ajouter les pois chiches et prolonger la cuisson de 5 minutes.

—

PAR PORTION	
Calories	342
Protéines	23 g
Matières grasses	15 g
Glucides	31 g
Fibres	6 g
Fer	5 mg
Calcium	100 mg
Sodium	330 mg

J'aime avec...

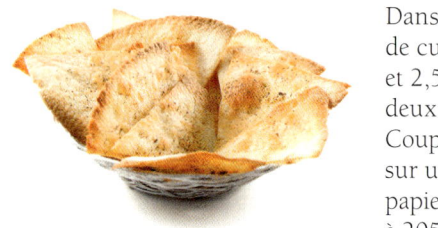

Tortillas au cumin et chipotle

Pour 2 pointes : 56 calories

Dans un bol, mélanger 5 ml (1 c. à thé) de graines de cumin avec 45 ml (3 c. à soupe) d'huile d'olive et 2,5 ml (½ c. à thé) de chipotle. Badigeonner les deux côtés de 4 tortillas moyennes d'huile parfumée. Couper chaque tortilla en huit pointes et déposer sur une plaque de cuisson tapissée d'une feuille de papier parchemin. Cuire au four de 8 à 10 minutes à 205 °C (400 °F).

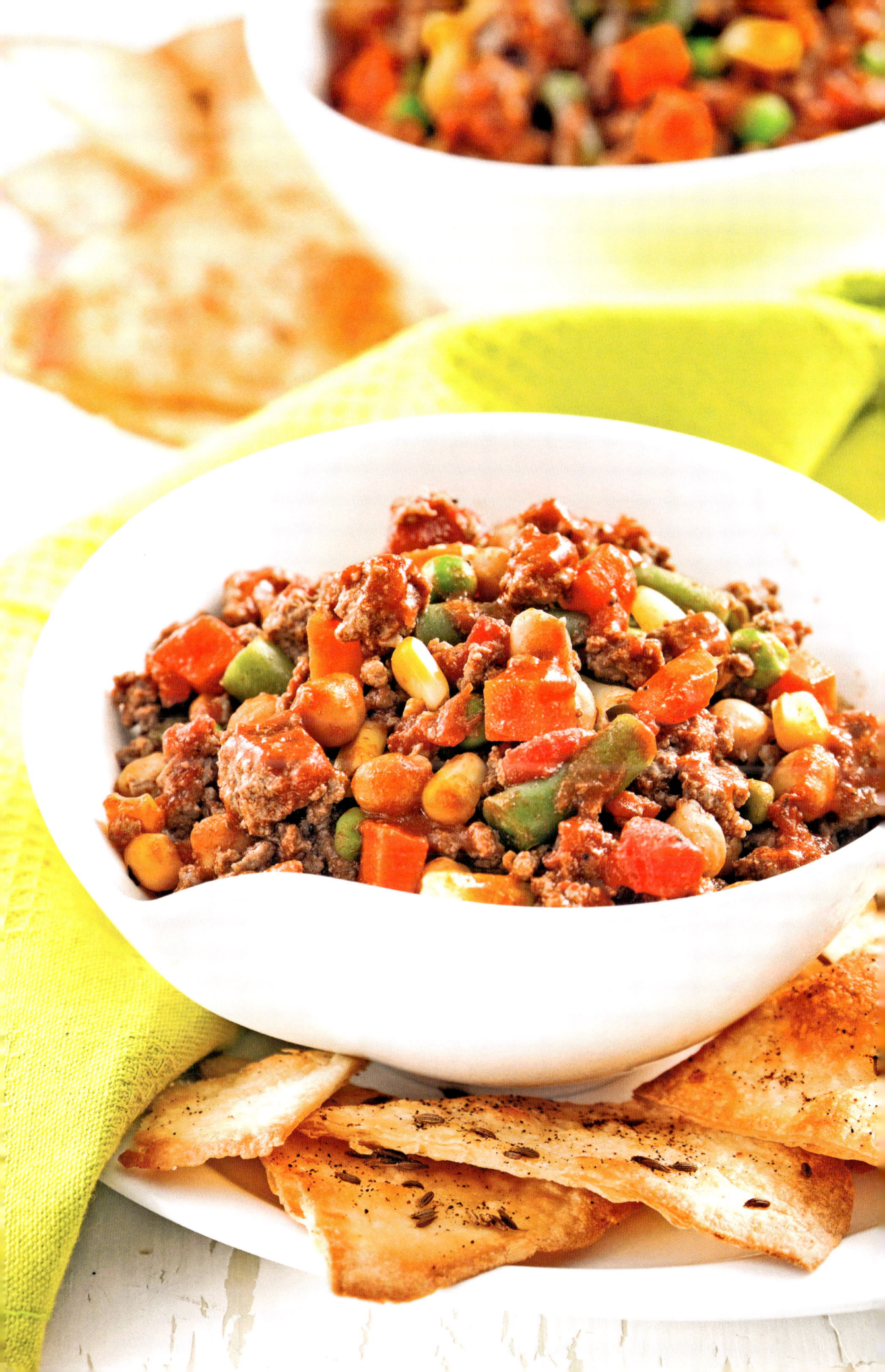

Saumon aux tomates et haricots blancs

Préparation : 15 minutes — **Cuisson** : 15 minutes — **Quantité** : 4 portions

PAR PORTION	
Calories	396
Protéines	35 g
Matières grasses	15 g
Glucides	32 g
Fibres	8 g
Fer	5 mg
Calcium	121 mg
Sodium	355 mg

15 ml	(1 c. à soupe) d'huile d'olive
4	filets de saumon de 120 g (environ ¼ de lb) chacun, la peau enlevée
½	oignon haché
10 ml	(2 c. à thé) d'ail haché
1	boîte de haricots blancs de 540 ml, rincés et égouttés
2	tomates coupées en dés
30 ml	(2 c. à soupe) de basilic haché
80 ml	(⅓ de tasse) d'olives Kalamata tranchées
	Sel et poivre au goût

—

1. Dans une poêle, chauffer l'huile à feu moyen. Cuire les filets de saumon de 1 à 2 minutes de chaque côté. Transférer dans une assiette.

2. Dans la même poêle, cuire l'oignon et l'ail 1 minute.

3. Ajouter les haricots, les tomates, le basilic et les olives. Réchauffer 1 minute.

4. Verser 80 ml (⅓ de tasse) d'eau. Remettre les filets de saumon dans la poêle. Saler et poivrer. Couvrir et cuire de 12 à 15 minutes.

—

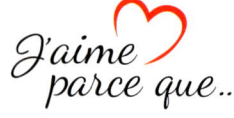

C'est un repas rassasiant et nutritif !

Un menu hebdomadaire équilibré devrait comprendre au moins deux repas de poisson et de légumineuses. Exempts de gras saturés, ces aliments sont particulière- ment riches en bons gras (oméga-3 et 6), bénéfiques pour la santé cardiovasculaire. En plus, les haricots blancs constituent une excellente source de fibres alimentaires, qui améliorent la satiété et contribuent à mieux contrôler le cholestérol. Aucune raison de s'en priver !

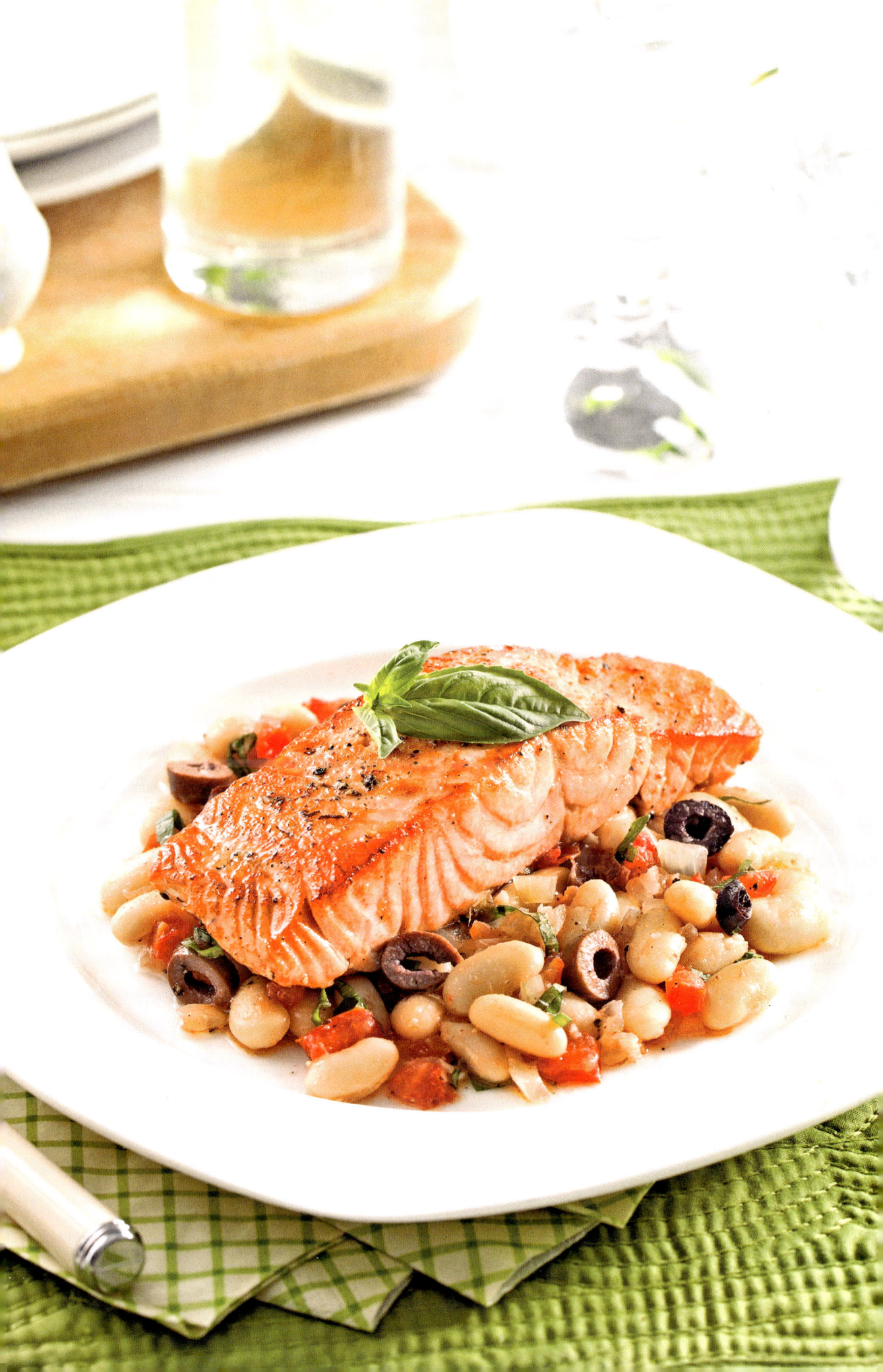

Soupe aux légumes à la portugaise

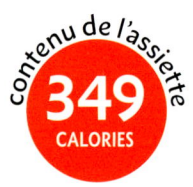

349 CALORIES
contenu de l'assiette

Préparation : 15 minutes — **Cuisson :** 16 minutes — **Quantité :** de 6 à 8 portions

30 ml	(2 c. à soupe) d'huile d'olive
250 g	(environ ½ lb) de chorizo taillé en dés
1	oignon haché
2	carottes taillées en dés
2	branches de céleri taillées en dés
1,5 litre	(6 tasses) de bouillon de poulet
1	boîte de haricots blancs de 540 ml, rincés et égouttés
60 ml	(¼ de tasse) de persil haché

1. Dans une casserole, chauffer l'huile à feu moyen. Cuire le chorizo et l'oignon de 3 à 4 minutes.

2. Ajouter les carottes et le céleri. Cuire 2 minutes.

3. Verser le bouillon et porter à ébullition. Couvrir et laisser mijoter 10 minutes à feu doux-moyen.

4. Ajouter les haricots et le persil. Prolonger la cuisson de 6 à 8 minutes à feu moyen.

PAR PORTION	
Calories	230
Protéines	17 g
Matières grasses	11 g
Glucides	17 g
Fibres	6 g
Fer	3 mg
Calcium	70 mg
Sodium	886 mg

J'aime avec...

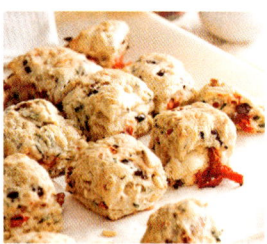

Petits pains aux tomates séchées

Pour un pain : 119 calories

Mélanger 500 ml (2 tasses) de farine avec 10 ml (2 c. à thé) de poudre à pâte. Saler et poivrer. Dans un autre bol, mélanger 80 ml (⅓ de tasse) d'huile d'olive avec 180 ml (¾ de tasse) de lait, 80 ml (⅓ de tasse) de tomates séchées émincées, 60 ml (¼ de tasse) de parmesan râpé, 60 ml (¼ de tasse) de basilic haché, 60 ml (¼ de tasse) d'olives Kalamata hachées, 60 ml (¼ de tasse) de noix de pin et 10 ml (2 c. à thé) d'ail haché. Incorporer aux ingrédients secs. Sur une plaque de cuisson tapissée de papier parchemin, étaler la pâte en un carré de 2,5 cm (1 po) d'épaisseur. Couper en 20 pains, puis les espacer légèrement. Cuire au four de 18 à 20 minutes à 220 °C (425 °F).

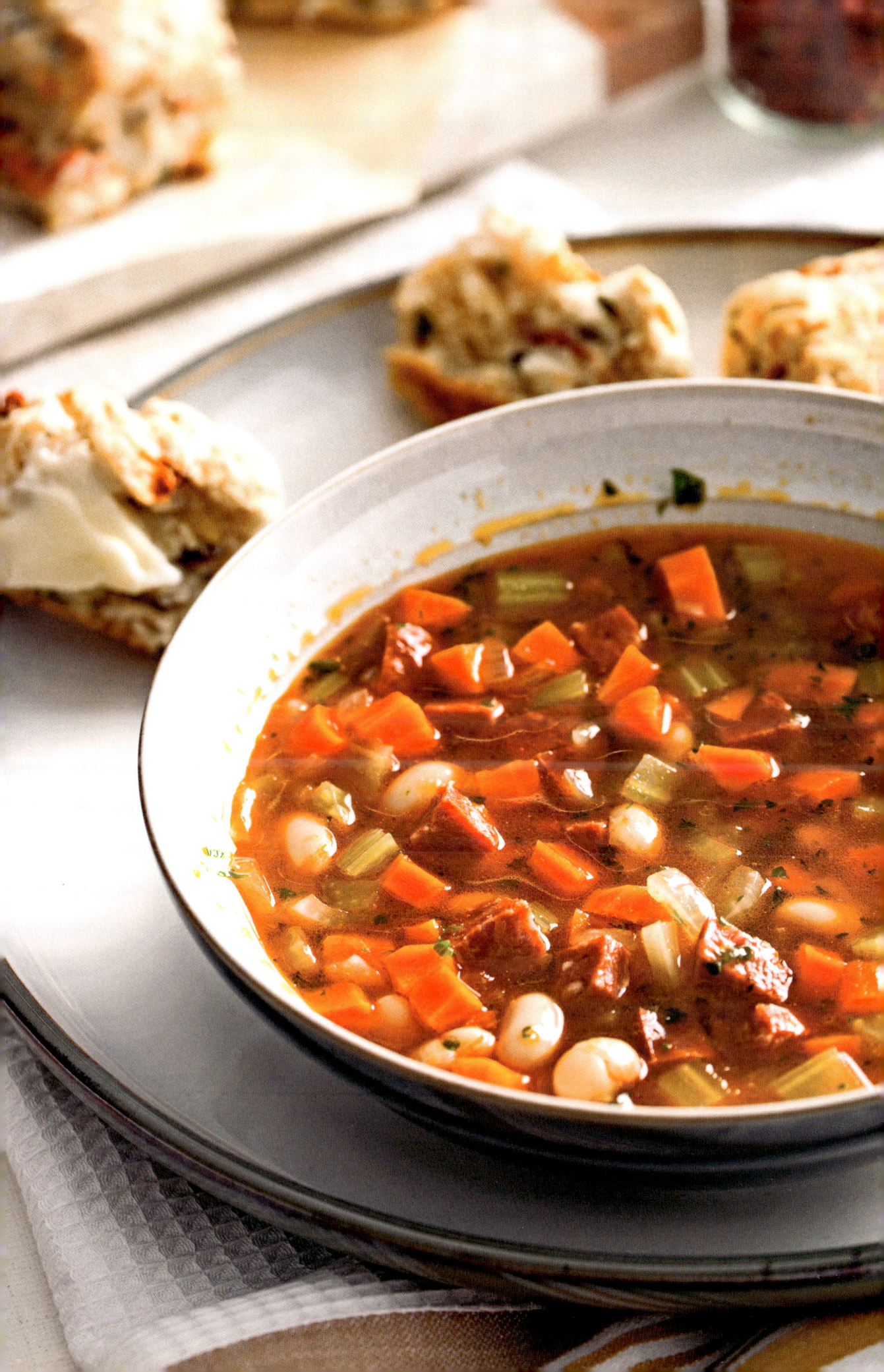

Salade de pois chiches et thon

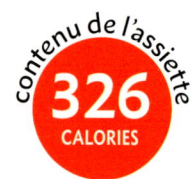

326 CALORIES *contenu de l'assiette*

Préparation : 15 minutes — **Quantité :** 6 portions

60 ml	(¼ de tasse) d'huile d'olive
1	citron (zeste et jus)
15 ml	(1 c. à soupe) de tahini
1	boîte de pois chiches de 540 ml, rincés et égouttés
2	boîtes de thon de 170 g chacune, égoutté
500 ml	(2 tasses) de bébés épinards
250 ml	(1 tasse) d'artichauts marinés
45 ml	(3 c. à soupe) de ciboulette hachée
	Sel et poivre au goût

1. Dans un saladier, mélanger l'huile avec le zeste de citron, le jus de citron et le tahini.

2. Rincer et égoutter les pois chiches. Déposer dans le saladier.

3. Ajouter le thon, les bébés épinards, les artichauts et la ciboulette. Saler, poivrer et remuer.

—

PAR PORTION	
Calories	288
Protéines	20 g
Matières grasses	14 g
Glucides	20 g
Fibres	5 g
Fer	3 mg
Calcium	69 mg
Sodium	212 mg

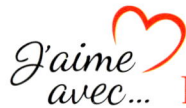 *J'aime avec...*

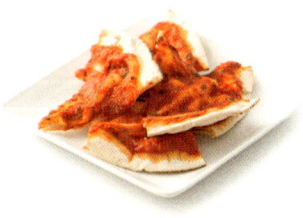

Pitas aux tomates

Pour 2 pointes : 38 calories

Dans le contenant du mélangeur, mélanger 250 ml (1 tasse) de sauce tomate avec 15 ml (1 c. à soupe) d'origan haché, 2,5 ml (½ c. à thé) de cumin et 10 ml (2 c. à thé) d'ail haché. Saler et poivrer. Étaler cette préparation sur 4 pitas. Couper chaque pita en 6 à 8 pointes. Déposer sur une plaque de cuisson tapissée d'une feuille de papier parchemin. Cuire au four de 8 à 10 minutes à 190 °C (375 °F). À la sortie du four, parsemer de 30 ml (2 c. à soupe) de coriandre hachée.

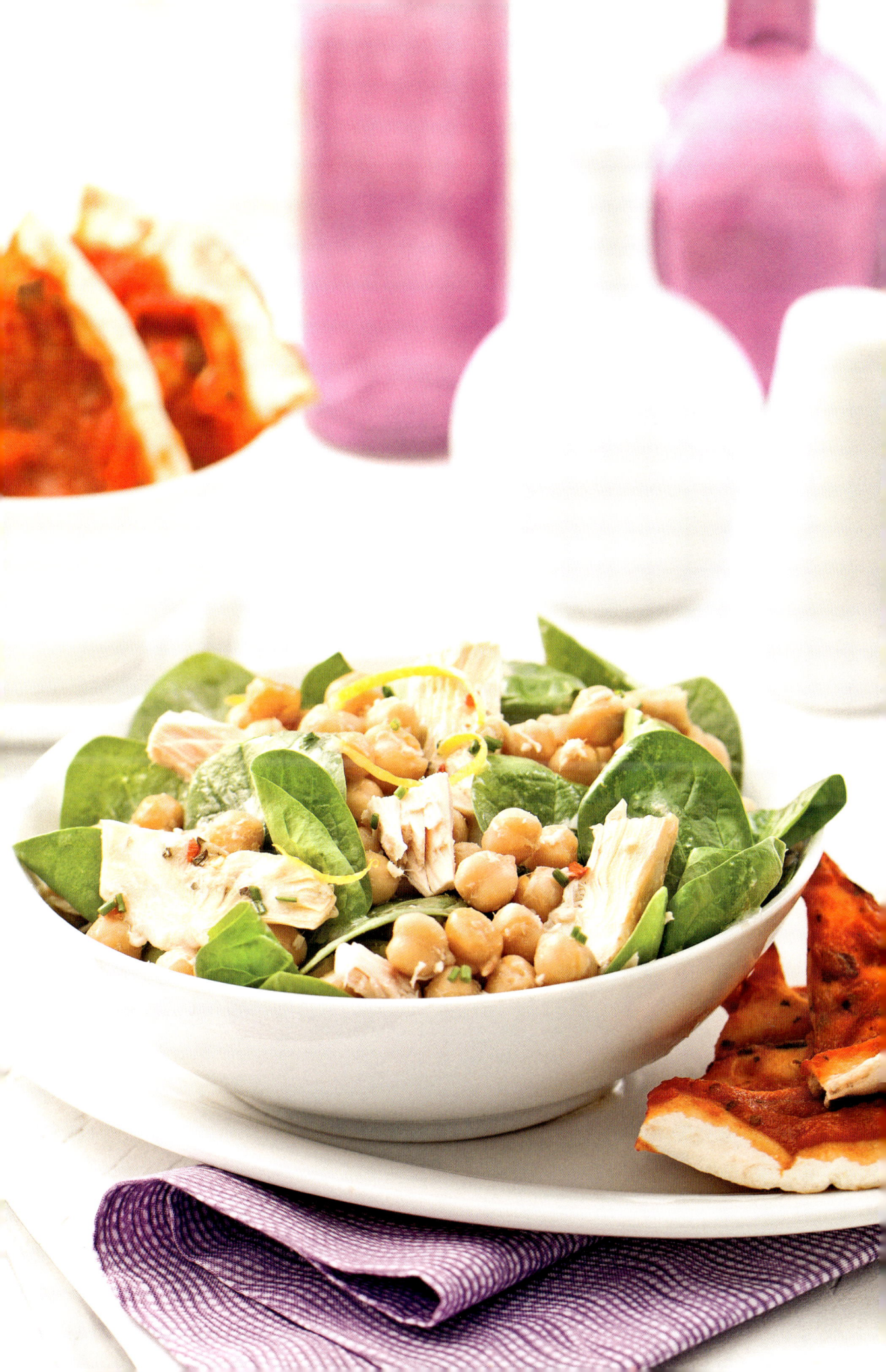

Flétan à la mexicaine

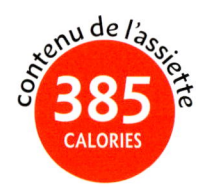

contenu de l'assiette
385
CALORIES

Préparation : 15 minutes — **Cuisson** : 8 minutes — **Quantité** : 4 portions

½ boîte de haricots rouges de 540 ml, rincés et égouttés

1 tomate coupée en dés

1 avocat pelé et coupé en dés

15 ml (1 c. à soupe) d'huile d'olive

15 ml (1 c. à soupe) de jus de lime

30 ml (2 c. à soupe) de coriandre hachée

½ oignon coupé en dés

Sel et poivre au goût

4 filets de flétan de 120 g (environ ¼ de lb) chacun

5 ml (1 c. à thé) d'assaisonnement pour poissons et fruits de mer méditerranéen (de type El-Ma-Mia)

—

1. Préchauffer le four à 190 °C (375 °F).

2. Mélanger les haricots rouges avec les dés de tomate, les dés d'avocat, l'huile d'olive, le jus de lime, la coriandre et l'oignon. Saler et poivrer.

3. Déposer les filets de flétan sur une plaque de cuisson tapissée de papier parchemin. Saupoudrer d'assaisonnement pour poissons et fruits de mer.

4. Cuire au four de 8 à 10 minutes.

5. Au moment de servir, répartir la salsa sur les filets.

—

PAR PORTION	
Calories	305
Protéines	31 g
Matières grasses	12 g
Glucides	19 g
Fibres	7 g
Fer	3 mg
Calcium	87 mg
Sodium	71 mg

J'aime avec...

Pain de maïs

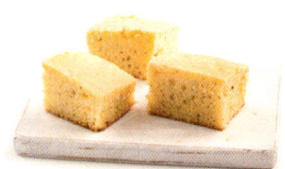

Par tranche : 80 calories

Dans un bol, mélanger 250 ml (1 tasse) de farine de maïs avec 250 ml (1 tasse) de farine blanche tout usage, 10 ml (2 c. à thé) de poudre à pâte, 60 ml (¼ de tasse) de sucre et 2,5 ml (½ c. à thé) de sel. Poivrer au goût. Dans un autre bol, fouetter 2 œufs avec 250 ml (1 tasse) de babeurre et 125 ml (½ tasse) de beurre léger fondu. Incorporer graduellement ce mélange aux ingrédients secs. Verser la pâte dans un moule de 20 cm (8 po) et cuire au four de 35 à 40 minutes à 190 °C (375 °F). Couper en 24 tranches.

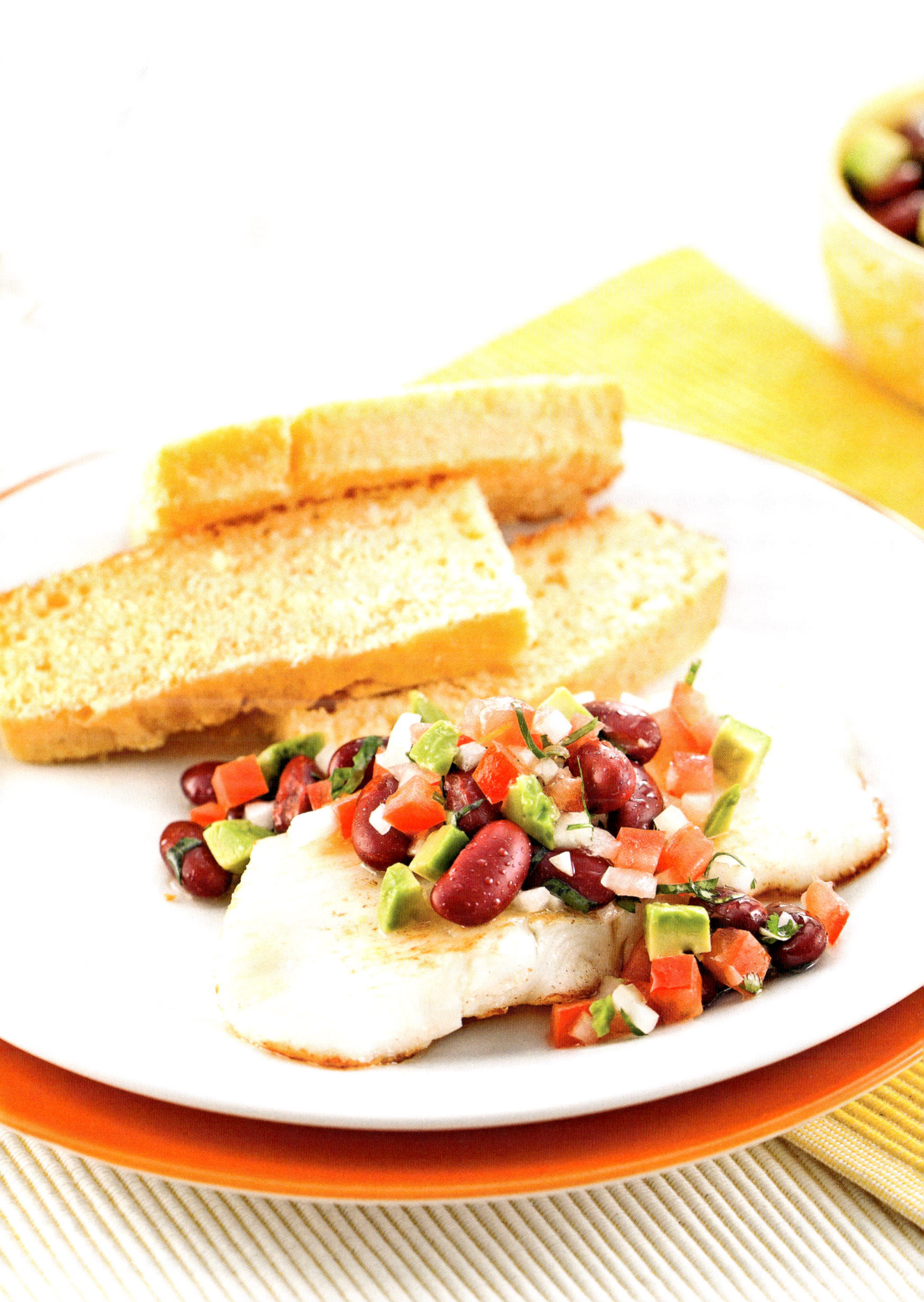

Casserole végétarienne aux tomates et cari

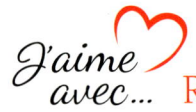

397 CALORIES
contenu de l'assiette

Préparation : 15 minutes — **Cuisson :** 15 minutes — **Quantité :** 4 portions

15 ml	(1 c. à soupe) d'huile d'olive
1	oignon haché
10 ml	(2 c. à thé) d'ail haché
375 ml	(1 ½ tasse) de macédoine de légumes
15 ml	(1 c. à soupe) de cari
500 ml	(2 tasses) de sauce tomate
1	boîte de pois chiches de 540 ml, rincés et égouttés
30 ml	(2 c. à soupe) de coriandre
60 ml	(¼ de tasse) de yogourt grec nature 0 %

—

1. Dans une casserole, chauffer l'huile à feu moyen. Cuire l'oignon et l'ail de 1 à 2 minutes.

2. Ajouter la macédoine, le cari et la sauce tomate. Laisser mijoter de 12 à 15 minutes à feu doux-moyen. Si la sauce est trop épaisse, ajouter 80 ml (⅓ de tasse) de bouillon de légumes.

3. Incorporer les pois chiches et la coriandre. Prolonger la cuisson de 2 à 3 minutes. Servir avec une cuillérée de yogourt grec nature.

—

PAR PORTION	
Calories	298
Protéines	15 g
Matières grasses	7 g
Glucides	49 g
Fibres	10 g
Fer	5 mg
Calcium	118 mg
Sodium	63 mg

J'aime avec...

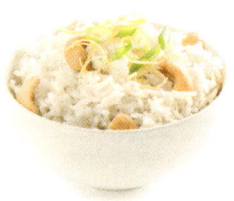

Riz basmati aux noix de cajou

Par portion : 99 calories

Rincer 125 ml (½ tasse) de riz basmati à l'eau froide. Égoutter. Déposer dans une casserole avec 250 ml (1 tasse) de bouillon de légumes. Porter à ébullition. Couvrir et cuire à feu doux-moyen de 18 à 20 minutes. Incorporer 30 ml (2 c. à soupe) de noix de cajou, 2 oignons verts émincés et 15 ml (1 c. à soupe) de zestes de citron. Saler et poivrer.

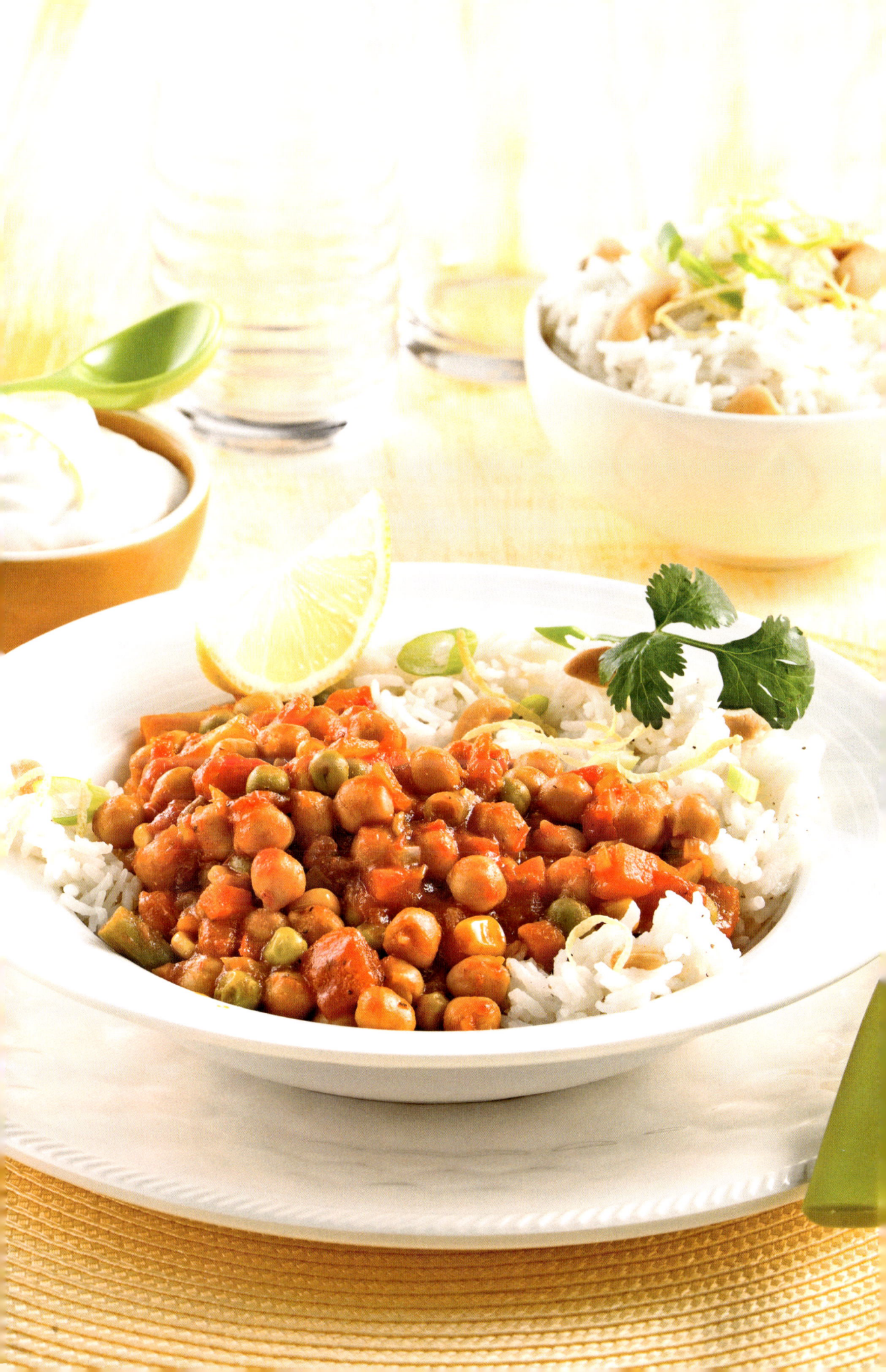

Pilaf de riz brun aux légumes et noix de pin

Préparation : 25 minutes — **Cuisson :** 20 minutes — **Quantité :** 4 portions

PAR PORTION	
Calories	391
Protéines	16 g
Matières grasses	13 g
Glucides	55 g
Fibres	8 g
Fer	3 mg
Calcium	94 mg
Sodium	39 mg

1	oignon
2	branches de céleri
1	poivron rouge
15 ml	(1 c. à soupe) d'huile d'olive
15 ml	(1 c. à soupe) d'ail haché
250 ml	(1 tasse) de riz brun à cuisson rapide (de type Uncle Ben's ou Dainty)
250 ml	(1 tasse) de bouillon de légumes sans sel ajouté
250 ml	(1 tasse) d'eau
	Sel et poivre au goût
1	feuille de laurier
500 ml	(2 tasses) d'edamames (fèves de soya) surgelés
45 ml	(3 c. à soupe) de noix de pin grillées
45 ml	(3 c. à soupe) de persil haché

—

1. Hacher l'oignon. Émincer le céleri et le poivron.

2. Dans une casserole, chauffer l'huile à feu moyen. Cuire les légumes avec l'ail 2 minutes.

3. Ajouter le riz et cuire 1 minute en remuant.

4. Verser le bouillon et l'eau. Saler et poivrer, puis ajouter la feuille de laurier. Porter à ébullition. Couvrir et laisser mijoter à feu doux 20 minutes.

5. Cuire les edamames 5 minutes dans l'eau bouillante salée. Égoutter.

6. Une fois le riz cuit, laisser reposer 5 minutes, puis incorporer les edamames, les noix de pin et le persil. Retirer la feuille de laurier.

—

LE SAVIEZ-VOUS ?

—

Comment faire le plein de protéines et de fibres ?

Le riz brun renferme quatre fois plus de fibres que le riz blanc et offre également une teneur en protéines légèrement supérieure à celui-ci. L'edamame, quant à lui, procure deux fois plus de protéines que les autres légumineuses. En plus, une portion de 125 ml (½ tasse) fournit pas moins de 4,5 g de fibres !

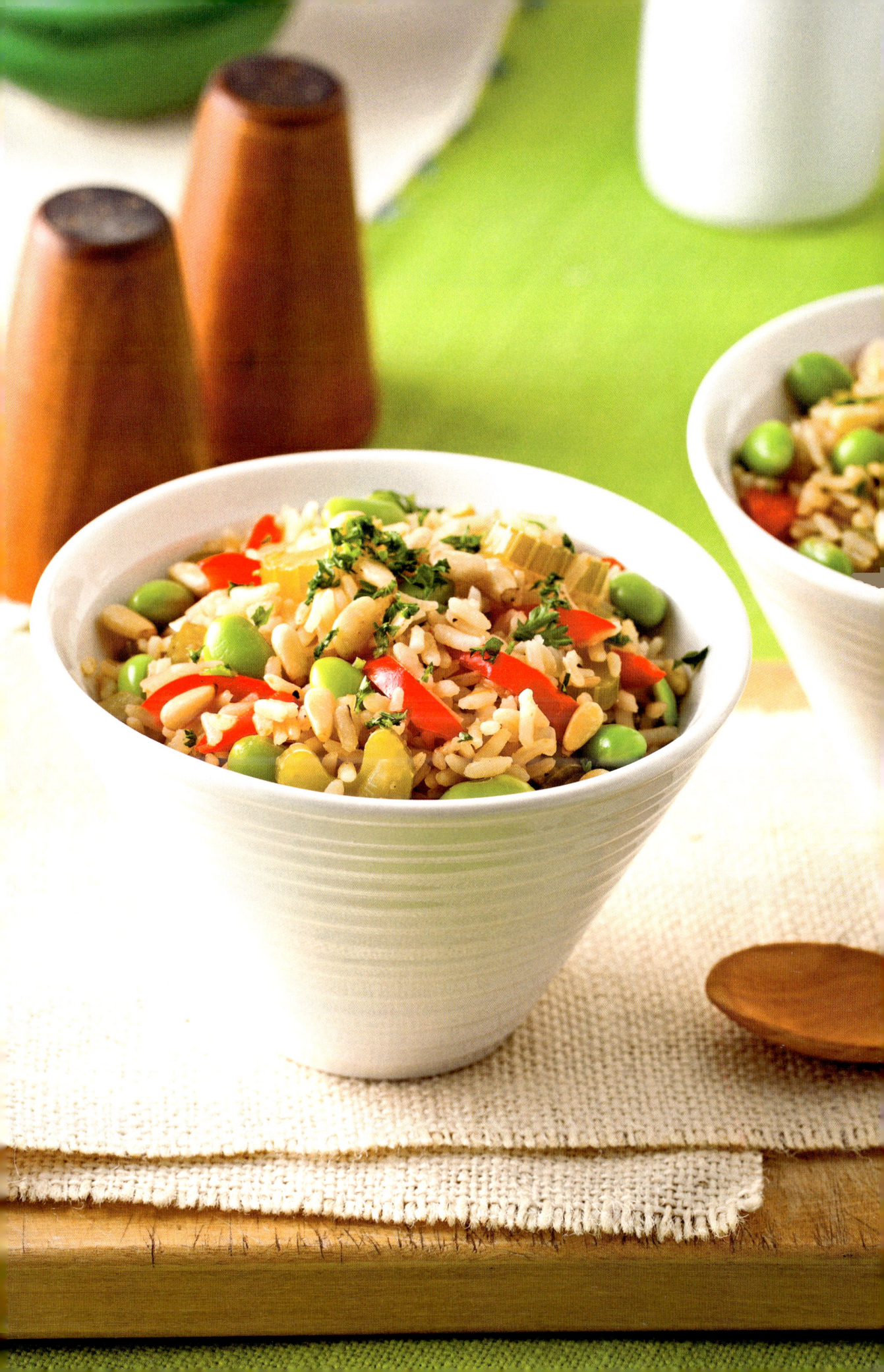

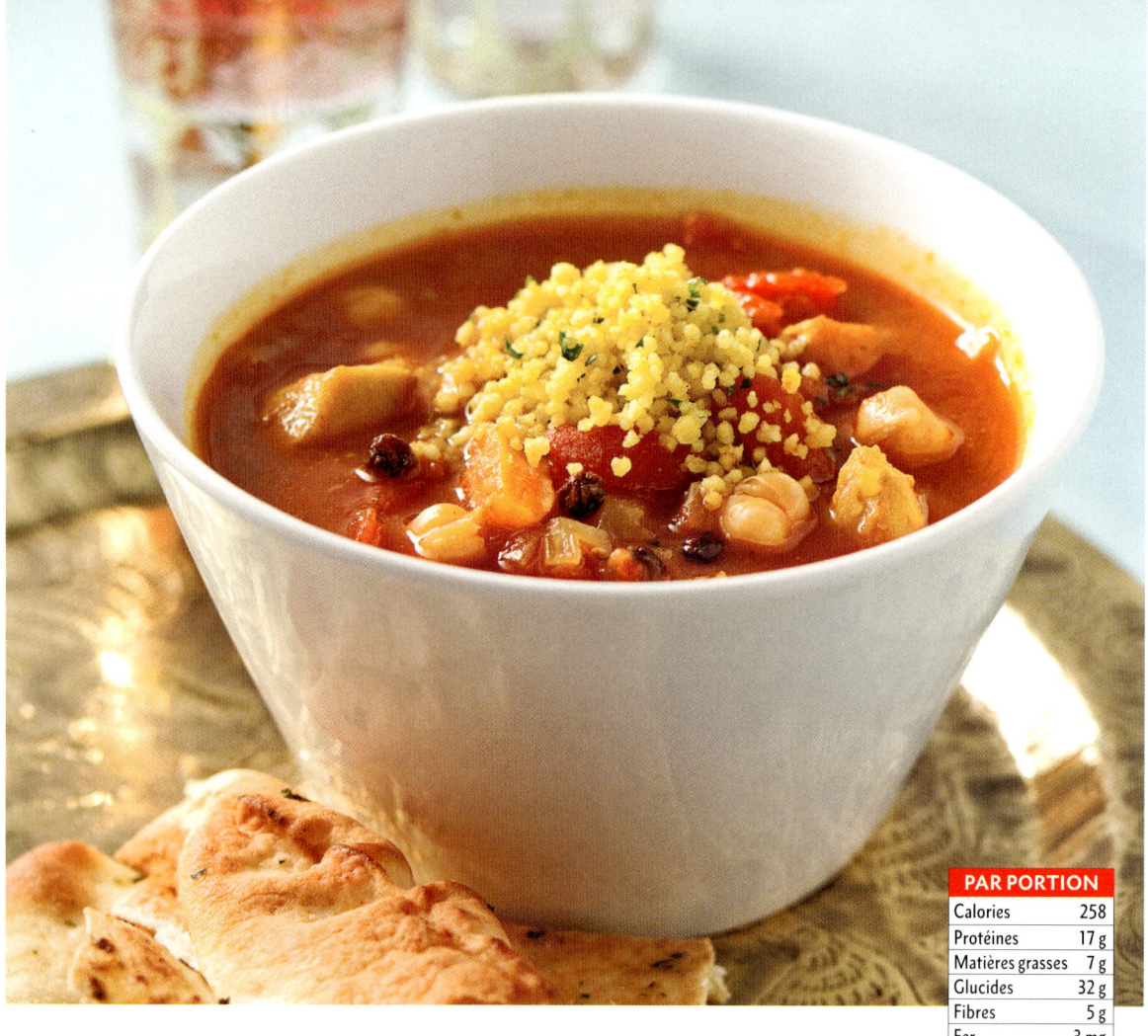

PAR PORTION	
Calories	258
Protéines	17 g
Matières grasses	7 g
Glucides	32 g
Fibres	5 g
Fer	3 mg
Calcium	72 mg
Sodium	393 mg

Soupe au poulet et pois chiches à la marocaine

Préparation : 20 minutes — Cuisson : 35 minutes — Quantité : de 6 à 8 portions

Pour la soupe :

30 ml	(2 c. à soupe) d'huile d'olive
5 ml	(1 c. à thé) de curcuma
5 ml	(1 c. à thé) de cumin
3	poitrines de poulet sans peau, coupées en dés
2	oignons hachés
10 ml	(2 c. à thé) d'ail haché
1 litre	(4 tasses) de bouillon de poulet
1	boîte de tomates en dés de 540 ml
30 ml	(2 c. à soupe) de coriandre hachée
15 ml	(1 c. à soupe) de persil haché
60 ml	(¼ de tasse) de raisins secs
60 ml	(¼ de tasse) d'abricots séchés émincés
1	boîte de pois chiches de 398 ml, rincés et égouttés
	Sel et harissa au goût

Pour le couscous :

125 ml	(½ tasse) de couscous
15 ml	(1 c. à soupe) d'huile d'olive
2,5 ml	(½ c. à thé) de curcuma
2,5 ml	(½ c. à thé) de cumin
	Sel et poivre au goût
125 ml	(½ tasse) d'eau bouillante

1. Dans une casserole, chauffer l'huile à feu moyen. Faire revenir le curcuma et le cumin de 1 à 2 minutes.

2. Ajouter les dés de poulet, les oignons et l'ail. Faire dorer de 1 à 2 minutes en remuant.

3. Ajouter le bouillon, les tomates et les fines herbes. Porter à ébullition. Couvrir et laisser mijoter 30 minutes à feu doux.

4. Incorporer les derniers ingrédients de la soupe et prolonger la cuisson de 5 minutes.

5. Pour la préparation du couscous, mélanger dans un bol tous les ingrédients, à l'exception de l'eau. Verser l'eau bouillante. Couvrir et laisser gonfler 5 minutes. Égrainer la semoule à l'aide d'une fourchette.

6. Au moment de servir, répartir la soupe dans les bols et garnir de deux à trois cuillérées de couscous.

—

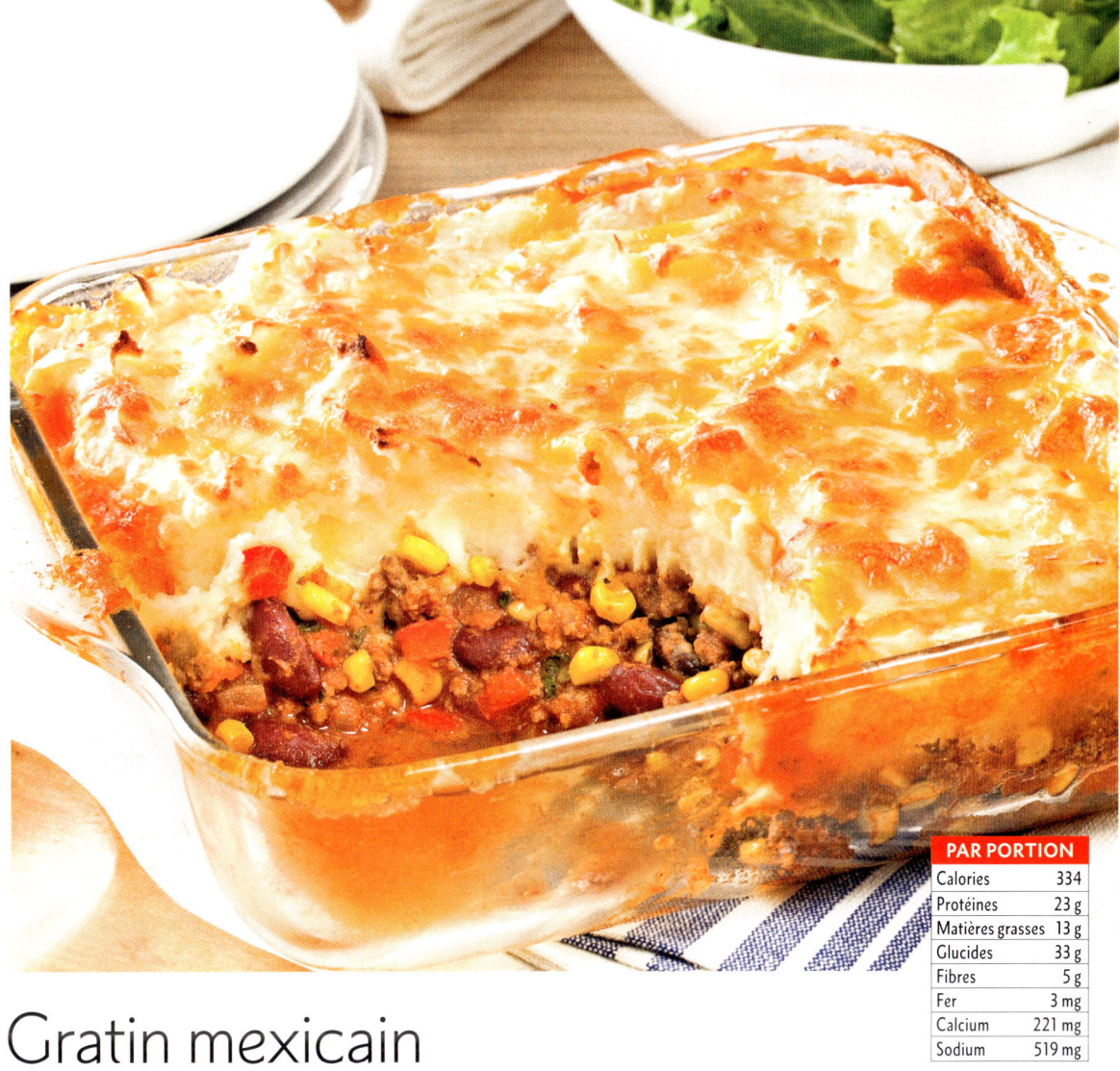

PAR PORTION	
Calories	334
Protéines	23 g
Matières grasses	13 g
Glucides	33 g
Fibres	5 g
Fer	3 mg
Calcium	221 mg
Sodium	519 mg

Gratin mexicain

Préparation : 30 minutes — **Cuisson :** 30 minutes — **Quantité :** de 6 à 8 portions

6 à 8	pommes de terre (Russet, Idaho ou Yukon Gold) pelées et coupées en cubes
15 ml	(1 c. à soupe) d'huile d'olive
1	oignon haché
15 ml	(1 c. à soupe) d'ail haché
450 g	(1 lb) de bœuf haché extra-maigre
375 ml	(1 ½ tasse) de sauce tomate
30 ml	(2 c. à soupe) d'assaisonnements à chili
1	poivron rouge coupé en dés
250 ml	(1 tasse) de maïs en grains
½	boîte de haricots rouges de 540 ml, rincés et égouttés
30 ml	(2 c. à soupe) de coriandre hachée
80 ml	(⅓ de tasse) de lait chaud
500 ml	(2 tasses) de mélange tex-mex de fromages (mozzarella, cheddar, Monterey Jack) râpés

—

1. Dans une casserole, déposer les pommes de terre et couvrir d'eau froide salée. Porter à ébullition et cuire de 15 à 20 minutes.

2. Pendant ce temps, dans une autre casserole, chauffer l'huile à feu moyen. Cuire l'oignon et l'ail de 1 à 2 minutes.

3. Ajouter le bœuf haché. Cuire 3 minutes en égrainant la viande à l'aide d'une cuillère en bois.

4. Ajouter la sauce tomate, les assaisonnements à chili et le poivron. Cuire 10 minutes à feu moyen.

5. Incorporer le maïs, les haricots et la coriandre. Transvider la préparation dans un plat de cuisson de 20 cm (8 po).

6. Préchauffer le four à 205 °C (400 °F).

7. Égoutter les pommes de terre et les réduire en purée avec le lait. Incorporer la moitié du fromage.

8. Couvrir la préparation à la viande de purée. Parsemer du reste du fromage. Cuire au four 30 minutes.

—

Précieuses légumineuses   159

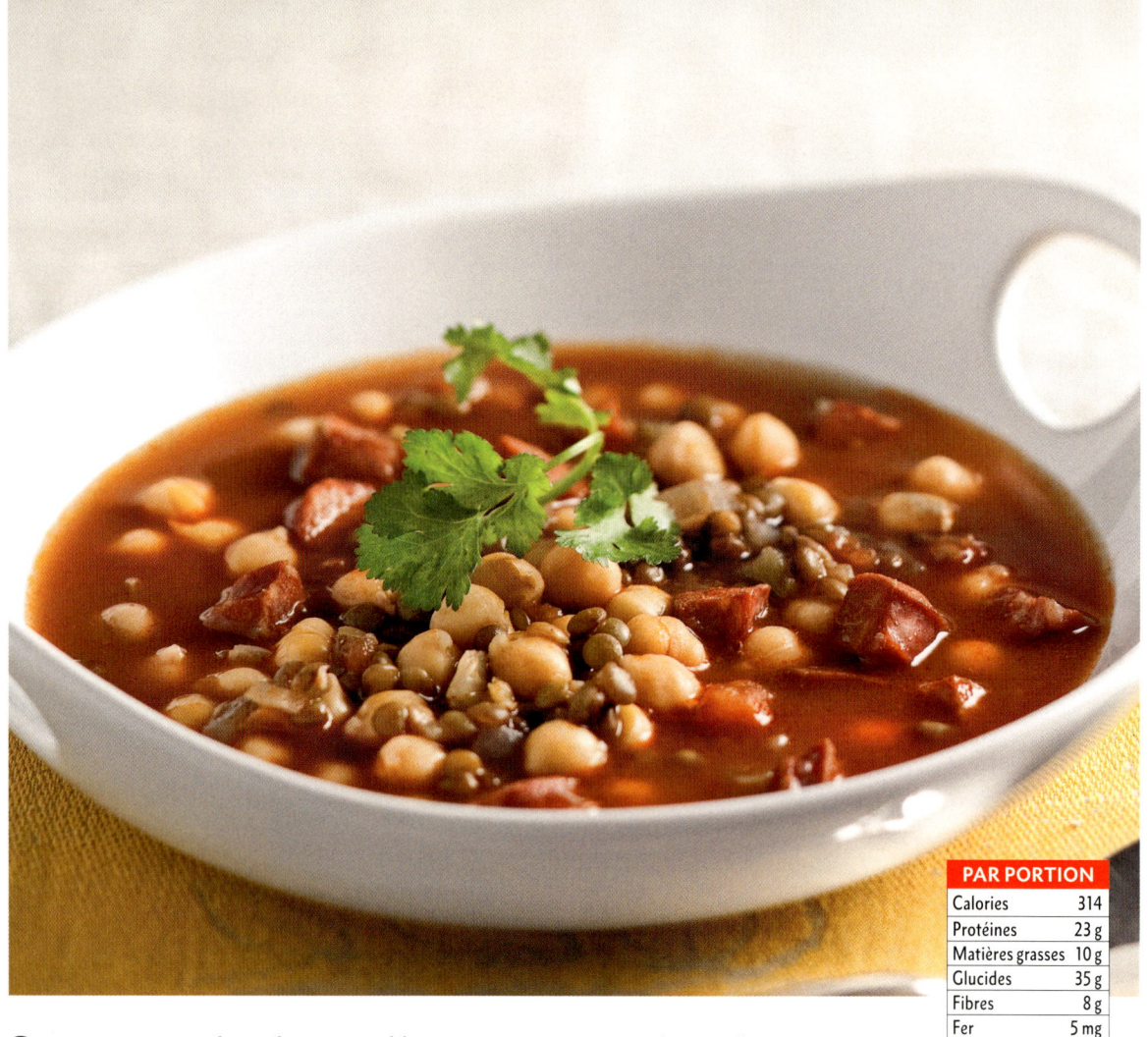

PAR PORTION	
Calories	314
Protéines	23 g
Matières grasses	10 g
Glucides	35 g
Fibres	8 g
Fer	5 mg
Calcium	69 mg
Sodium	929 mg

Soupe de lentilles, pois chiches et chorizo

Préparation : 30 minutes — **Trempage :** 1 heure — **Cuisson :** 35 minutes — **Quantité :** de 6 à 8 portions

250 ml	(1 tasse) de lentilles vertes sèches
15 ml	(1 c. à soupe) d'huile d'olive
1	oignon haché
225 g	(½ lb) de chorizo coupé en dés
10 ml	(2 c. à thé) d'ail haché
1	branche de céleri coupée en dés
4	tomates coupées en dés
60 ml	(¼ de tasse) de pâte de tomates

2,5 ml	(½ c. à thé) de cumin
1	feuille de laurier
2 litres	(8 tasses) de bouillon de poulet
1	boîte de pois chiches de 540 ml, rincés et égouttés
	Sel et poivre au goût
30 ml	(2 c. à soupe) de coriandre hachée

—

1. Trier les lentilles et les faire tremper 1 heure dans l'eau froide.

2. Dans une casserole, chauffer l'huile à feu moyen. Faire dorer l'oignon et le chorizo de 2 à 3 minutes.

3. Ajouter l'ail, le céleri, les tomates, la pâte de tomates, le cumin, le laurier, les lentilles égouttées et le bouillon. Porter à ébullition. Couvrir et cuire 30 minutes.

4. Ajouter les pois chiches et assaisonner. Prolonger la cuisson de 5 minutes.

5. Au moment de servir, répartir la soupe dans les bols et garnir chacune des portions de coriandre.

—

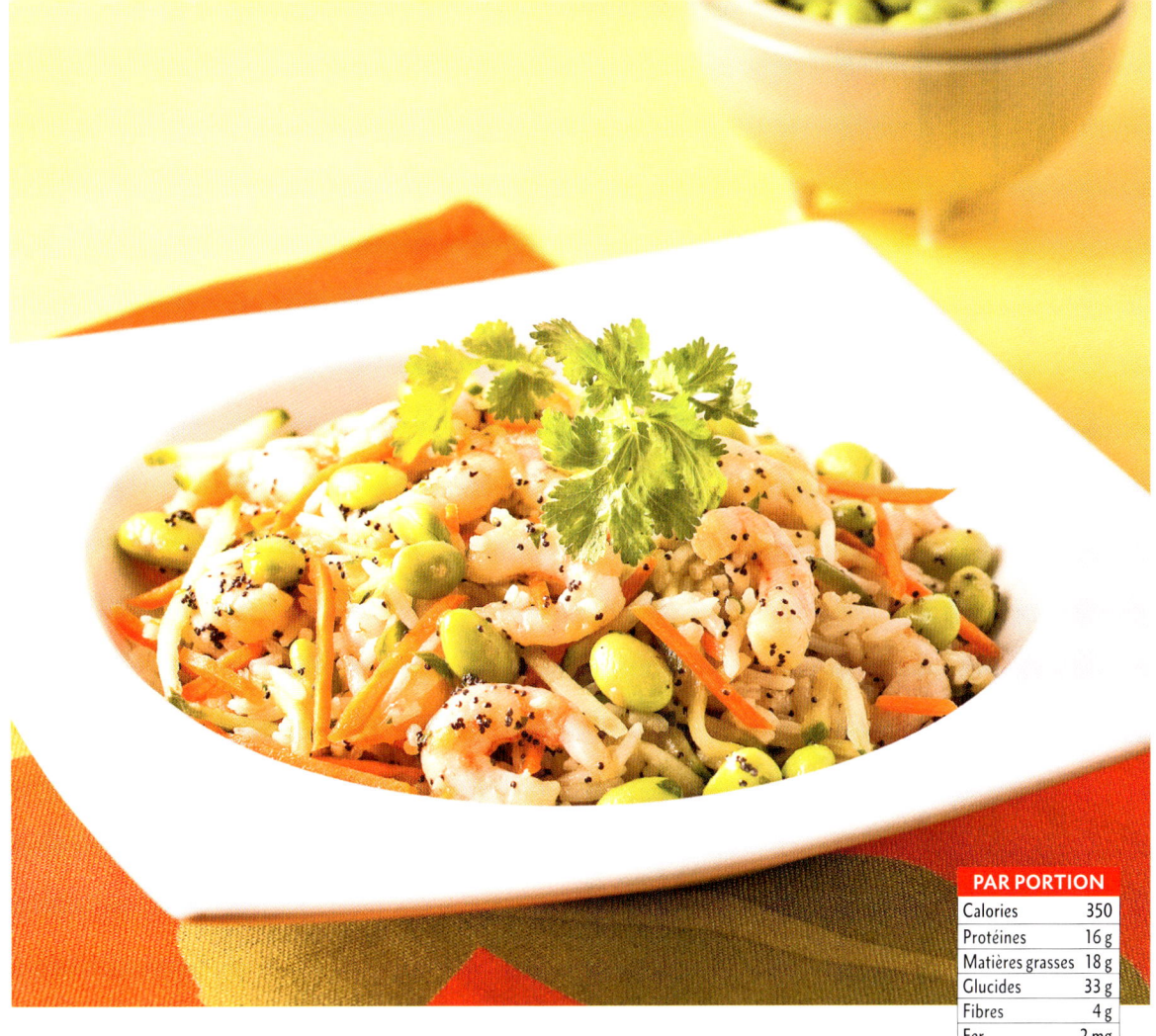

PAR PORTION	
Calories	350
Protéines	16 g
Matières grasses	18 g
Glucides	33 g
Fibres	4 g
Fer	2 mg
Calcium	117 mg
Sodium	806 mg

Riz basmati aux crevettes et edamames

Préparation : 20 minutes — **Quantité :** 4 portions

Pour la salade :

250 ml	(1 tasse) d'edamames surgelés
1	carotte
½	concombre anglais
500 ml	(2 tasses) de riz basmati cuit
200 g	(environ 330 ml) de crevettes nordiques

Pour la vinaigrette :

60 ml	(¼ de tasse) d'huile de sésame (non grillé)
45 ml	(3 c. à soupe) de coriandre hachée
30 ml	(2 c. à soupe) de jus de lime
30 ml	(2 c. à soupe) de sauce soya
30 ml	(2 c. à soupe) de graines de pavot
15 ml	(1 c. à soupe) de gingembre haché
10 ml	(2 c. à thé) d'ail haché
	Sel et poivre au goût

—

1. Dans un saladier, mélanger les ingrédients de la vinaigrette.

2. Cuire les edamames selon le mode de préparation indiqué sur l'emballage. Refroidir sous l'eau très froide. Égoutter.

3. Couper la carotte et le concombre en julienne.

4. Déposer tous les ingrédients dans le saladier et remuer.

—

Index des recettes